추천의 말

"케이티 보우만은 우리가 지금까지 찾아왔던 몸에 관한 가장 친근한 공부벌레 친구일 거예요. 우리의 삶에 케이티가 있다는 것은 슈퍼파워를 갖는 것과 같습니다."

_ Kelly Starrett, DPT, 뉴욕타임스 베스트셀러 《Becoming a Supple Leopard, Deskbound》, 《Built to Move》 저자

"이 책은 우리 몸의 정렬을 개선하고 조화를 이루도록 돕는 재료들이 담겨 있습니다. 또한 일상적인 움직임을 더 영양가 있게 만들도록 도울 거예요."

_ Mark Hyman, MD, 뉴욕타임스 베스트셀러 《Young Forever》, 《The Pegan Diet》, 《The Blood Sugar Solution》 저자

"여러분의 신체적, 정신적 유연성을 높이기 위한 현장 가이드로 사용한다면, 움직임을 통해 마음의 평화, 신체 건강, 창의성 및 연결을 즐길 수 있을 겁니다. 이 책을 먼저 여러분 자신에게 꼭 선물해 주세요."

_ Diana Hill, PhD, 자격증을 갖춘 임상 심리학자이자 《ACT Daily Journal: Get Unstuck and Live Fully with Acceptance and Commitment Therapy》 저자

"《인생을 바꾸는 움직임 혁명》은 오늘날 잘 움직이며 살아가도록 돕는 훌륭한 지침서입니다. 이 책 덕분에 삶을 어떻게 살고 있는지 다시 생각했고, 그 덕에 더 나아졌습니다."

_ Michael Easter, 《The Comfort Crisis》 저자

"케이티의 몸에 대한 전체적인 조언들은 체육 발전에 도움될 거예요. 더불어 이 책의 자기 관리 부분은 우리의 현재 몸 상태를 사우나에서처럼 편안하게 느끼도록 디자인되지는 않았습니다. 말 그대로 일상생활에서 좀 더 편안한 자세를 취하도록 도울 겁니다."

_ Tom Myers, 《Anatomy Trains》 저자

"케이티 보우만은 이 책을 통해 우리가 일상의 움직임을 재구성하고 우리 몸에서 편안함을 찾게 해줍니다. 저는 이 책이 모든 사람에게 꼭 필요하다고 생각합니다!"

_ Chris Kresser, M.S., L.Ac,
뉴욕타임스 베스트셀러 《Paleo Cure》 저자

"나이나 건강이나 체력 수준에 관계없이 꼭 읽어야 하는 책입니다."

_ Jill Miller, 《Body by Breath》 및 《The Roll Model》 저자,
Tune Up Fitness Worldwide의 공동 창립자

"현재 운동 및 재활 분야에서는 큰 변화가 일어나고 있습니다. 건강을 조금씩이라도 향상시킬 수 있는 기회가 하루에도 여러 번 주어질 수 있다는 것을 이해하고, 미세한 움직임을 수시로 시행할 것을 권장하는 움직임들이 일어나고 있어요. 이 책에서 케이티는 이러한 기회를 어떻게 활용해야 하는지에 대한 포괄적인 가이드를 제공합니다. 건강을 추구하는 모든 사람에게 강력히 추천합니다."

_ Dr. Eric Goodman, DC, Foundation Training 창시자

"《인생을 바꾸는 움직임 혁명》은 정신없이 바쁘고, 대부분 사무실에서 생활하는 사람들도 복잡한 운동기구 없이 건강한 움직임을 일상에서 추가해 가는 방법을 제시합니다. 자신의 몸, 바닥, 가까이 있는 벽 또는 의자들을 활용한 움직임을 알려 주니까요. 전염성 있는 열정으로 케이티는 보다 건강한 몸, 두뇌, 그리고 삶을 성취하는 방법을 쉽게 알려 줍니다."

_ Caroline Williams, 《Move: How the New Science of Body Movement Can Set Your Mind Free》 저자

"등, 무릎, 어깨, 목 등이 — 이름이 무엇이든 — 왜 아픈지 의문이 들었거나, 운동할 시간이 부족하다고 생각했다면, 또는 몸이 조금 더 편안해지는 것을 느끼고 싶다면, 이제 더 이상 검색할 필요가 없습니다. 케이티는 이 책에서 몸이 어떻게 작동하는지에 대한 이해를 돕고, 최상의 상태를 유지하기 위해 필요한 간단한 적용법을 알려 주어 스스로를 더 잘 돌볼 수 있도록 도와줍니다.

_ Kate Hanley, 《How to Be a Better Person》 저자, 〈How to Be a Better Person〉 팟캐스트 호스트

"인간의 습관에 대해 이해하고 해석하거나 주의 깊게 움직일 수 있는 새로운 방법을 찾는 것에 있어 케이티를 따를 동료가 없습니다. 전형적인 유머와 지성, 활기를 가지고 간단명료하면서도 실용적으로 접근하는 혁신적인 운동법은 여러분을 즉시 헤드 램핑(머리, 목 정렬)하게 만들 것입니다. 전 그게 너무 좋습니다."

_ Vybarr Cregan-Reid, 교수이자 《Primate Change: How the World We Made is Remaking Us》 저자

"이 책은 일상 활동에서 움직임을 통해 기분을 좋아지게 만들 수 있는 기본 원리들을 담고 있습니다."

_ Aaron Alexander, 《The Align Method》 저자

"이 책은 더 오래, 더 나은 삶을 위한 간단하지만 변화를 만드는 처방전입니다."

_ Maddy Dychtwald, 작가이자 Age Wave 공동 창업자

인생을 바꾸는

움직임 혁명

웰빙을 위한 운동, 요가, 일상 속 작은 움직임 습관

인생을 바꾸는 움직임 혁명

웰빙을 위한 운동, 요가, 일상 속 작은 움직임 습관

케이티 보우만 지음

임상원 · 홍정심 외 옮김

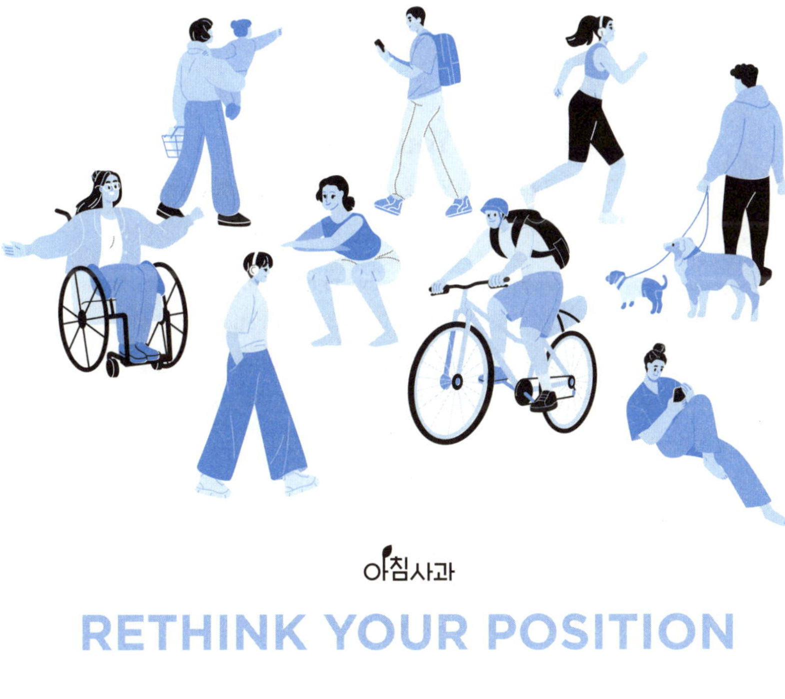

아침사과

RETHINK YOUR POSITION

Rethink Your Position

Reshape Your Exercise, Yoga, and Everyday Movement, One Part at a Time by Katy Bowman

나와 함께 뛰며 움직임에 대한 가치관을 바꿔준

니콜 S.에게

머리말

오래전 대략 15년 전쯤에 먼 은하계(사실은 우리가 사는 이 은하계)에서 '당신의 움직임이 중요한 이유'라는 주제로 〈Katy Says〉라는 블로그를 시작했다. 수십만 단어를 써내려 가며 5년을 보낸 후, 몸의 정렬과 움직임에 관한 글들을 모아서 《Alignment Matters》라는 책을 펴냈다. 이 책은 간결한 에세이 형식으로 구성되어 있어 독자들에게 몸의 정렬과 움직임에 대해 빠르고 쉽게 이해할 수 있도록 도왔기에, 운동 전문가와 일반인들 모두에게 사랑받았다. 하지만 너무나 많은 분야를 다루다 보니 매우 방대해져서 해외의 독자들을 위해 번역되기까지 아주 오래 걸렸다. 그렇게 지난 10년간, 다양한 주제를 담고 있는 이 책은 각각의 주제별로 나뉘어 독립된 책으로 출간되어 왔다.

그리고 좀 더 개선된 최신의 몸의 정렬에 대한 안내서를 써야겠다는 생각이 들었다. 그렇게 새롭게 출간된 이 책에는 지난 10년 동안 더욱 지혜로워진 생각들로 채워진 글과 새로운 통찰력을 담을 수 있기를 바랐다.

이 자리를 빌려 새롭게 나의 책들의 가족이 된《인생을 바꾸는 움직임 혁명Rethink Your Position》을 환영한다. 이 책은 여러분이 몸을 어떻게 정렬해야 이 세상에서 좀 더 몸을 잘 움직이게끔 도울 수 있는지에 대한 쉽고 가벼운 내용들로 가득 차 있다.

부디 즐기기 바란다!

서문

매일 우리는 몸을 어떻게 움직일지에 대해 수백 가지 선택을 한다. 걸을까 아니면 운전할까? 앉을까 아니면 서 있을까? 구부정하게 앉을까 아니면 똑바로 앉을까? 손을 주머니에 넣을까 아니면 앞으로 교차할까? 하이힐을 신을까 아니면 플랫슈즈를 신을까? 우리는 하루 종일 어떠한 자세를 취할지 선택을 하고, 인식하든 인식하지 못하든 다양하게 몸의 정렬을 바꾸는 선택을 한다.

장애로 인해 몸의 특정 부위를 움직이지 못할 수도 있지만, 우리는 여전히 어떻게 움직일지에 대해 무수한 선택권을 갖고 있다. 문제는 대부분의 경우 우리가 이러한 선택을 무의식적으로 하고, 순간적으로 가장 쉬운 방법을 택한다는 것에 있다. 그렇게 몸을 사용하는 방식과 좀 더 신중하지 못한 접근은 장기적인 고통을 가져온다.

나는 움직임에 관해 많은 책을 써왔다. 특정 자세들이 몸에 손상과 통증을 유발할 수 있으며, 어떠한 움직임들이 상황을 개선할 수 있는지에 대한 책들이다. 아이들이 성장하는 데 요구되는 움직임에 관한 책들, 노화되어 가는 몸을 위한 움직임, 그리고 사회 운동의 형태로서의 움직임에 관한 책들도 있다. 《인생을 바꾸는 움직임 혁명》 역시 움직임에 관한 책이다.

더 구체적으로 얘기하자면, 나는 이 책을 통해 하나의 큰 아이디어를 전달하고 싶다. 몸이 작동하고 느껴지는 방식은 하루 종일 어떻게 움직이는지와 밀접한 관련이 있는데, 그것에 대한 선택권은 여러분이 아는 것보다 훨씬 많다는 것이다. 이는 몸을 움직이는 방식에 의한 몸의 느낌과 몸이 작동하는 방식에 대한 통제력이 여러분이 인식하는 것보다 훨씬 크다는 것을 의미한다.

《인생을 바꾸는 움직임 혁명》은 우리가 운동 수업을 따라 하거나 여기저기 돌아다니거나 공항에서 여행가방(캐리어)을 끌 때 우리의 몸을 정렬하는 방법에 대한 옵션에 관한 것이다. 또한 우리의 몸은 우리가 그저 앉아 있는 동안에도 항상 움직이고 있다는 생각에 관한 것이다. 하루 종일 더 나은 자세를 추구하려는 노력은 다른 신체 부위를 움직이는 또 다른 방법이며, 이는 여러분이 몸에서 더 많은 부분을 움직일 수 있게 해주기 때문에 '그저 앉아 있는' 동안에도 몸을 더 많이 움직일 수 있다.

실제로 우리는 운동하기보다는 더 자주 앉아 있을 가능성이 크기 때문에 하루 종일 우리가 하는 일상적인 활동과 업무를 수행할 때의 자세 정렬을 개선하면 기분이 더욱 좋아질 수 있다. 매일 1시간씩 의도적으로 하는 운동도 몸에 좋지만, 시간당 몇 분씩 신중한 움직임을 즐기는 것도 좋다. 몸이 하는 모든 일을 고려하는 방법을 배움으로써, 운동만으로는 얻을 수 없는 더 많은 움직임을 경험하게 될 것이다.

나는 생체역학자로서 힘과 움직임이 생명체, 특히 인간의 몸에 어떠한 영향을 미치는지를 연구한다. 매일 몸이 어떻게 느껴지는지 나는 안다. 특히 나이가 들면서 우리가 해낼 수 있는 것들이 우리가 어떻게 움직이고 있는지와 직접적으로 관련되어 있다는 것을 안다. 얼마나 많이 움직이는지 그 양만이 중요한 것이 아니라, 움직이는 동안 우리의 몸이 지구 중력선과 어떻게 잘 맞는지도 중요하다. 물론 음식의 질, 휴식, 우리가 받는 사랑의 양도 우리에게 영향을 미치지만, 기계적 환경 — 즉 몸이 자체 체중에 의해 만들어진 부하를 얼마나 자주 느끼고 처리하는지 — 은 끊임없이 변한다. 세포들은 살아 있는 동안 매 순간 기계적 환경을 감지하고 대응하므로 움직임 습관은 매우 중요한 영향을 미친다.

몸을 충분히 움직이지 않을 때 통증을 느끼기 쉽고, 움직일 때 어떤 부위는 잘 움직여지지 않기 때문에 더 아파지기도 한다. 이렇게 되면 움직임은 더 줄어들고, 움직임이 제한되고, 움직여지지 않게 되면 통증이 커지는데, 우리는 이 모든 것이 불가피하다고 생각한다.

그러나 이것들은 불가피한 것은 아니다. 우리는 몸의 부하를 약간 조정해서 바꿀 수 있으며, 움직임을 통해 조직의 상태를 바꿀 수 있고, 자세도 바꿀 수 있는데, 이것은 저렴하고, 효과적이다.

만약 이 책의 주요 메시지가 '더 많이 움직여라, 건강에 좋다!'였다면, 이미 알고 있는 것이기 때문에 더 이상 읽을 필요가 없다고 느낄지도 모른다. 하지만 나는 대다수 사람들이 아직 모르는 부분을 말하고 싶다. 우리는 우리가 인식하고 있는 것보다 더 많이 통제할 수 있다. 우리가 어떻게 움직이는지, 움직일 때 어떻게 느끼는지, 따라서 매일 움직임과 함께 어떻게 느끼는지에 대해서 말이다.

《인생을 바꾸는 움직임 혁명》은 몸의 움직임을 어떻게 통제할 수 있을지 그 방법들을 보여 준다. 한번 배우면, 원하는 방향으로 몸을 이끌 수 있다.

특별한 몸에 대한 주의

종종 "만약 ~라면 어떨까요?"라는 질문을 받곤 한다. 만약 휠체어를 사용하고 있다면 어떨까? 만약 만성질환이 있다면 어떨까? 인공 관절 치환술을 받았거나 척추융합술 등을 받았다면 어떨까? 일이 너무 바빠서 움직일 시간이 없으면 어떻게 할까?

나는 생체역학적인 관점을 가지고, 거의 비슷한 좌식 생활 문화(움직이지 않는 비활동적인 문화)에 노출된 몸을 움직여야 할 광범위한 필요성에 대해서 이야기한다. 사실 개개인의 움직임 능력은 다를 수 있지만, 모든 몸은 움직임이 필요하기 때문이다.

우리 모두 움직일 필요가 있지만, 많은 사람들이 현재보다 더 많이 움직일 필요가 있다. 사람들이 모두 같은 출발점에서 시작하는 것은 아니다. 하루 대부분의 시간을 앉아서 보내며 운동이나 신체 활동physcial activity이 전혀 없는 몸도 있고, 매일 명확한 목적을 가지고 운동을 하지만 나머지 시간은 앉아 지내는 몸도 있으며, 일을 하면서 많이 움직이는 몸이 있다. 활동적으로 일하는 직업을 가진 사람들도 많은데, 하루 종일 많은 시간을 서서 보내거나, 허리를 숙여 작물을 수확하거나, 차량에 타고 내리기를 반복하거나, 건물을 오르내리는 일을 반복한다면 활동적으로 보이지만 몸의 특정 부위만 움직이게 된다는 점을 생각해야 한다.

어떤 장애로 인해 전혀 움직일 수 없거나 완전히 움직일 수 없는 부위가 있는 몸도 있다. 움직임이 부족해서 움직일 수 없게 된 부위가 있는 몸도 있고, 과도하게 사용해서 움직일 수 없게 된 부위가 있는 몸도 있다. 활동적이어서 아픈 몸도 있고, 활동적이지 않아서 아픈 몸도 있다. 움직이면서 더 좋아질 몸도 있고, 같은 방식으로 계속 움직이는 것을 멈추면 더 좋아질 몸도 있다.

나는 모든 활동 수준의 몸이나, 제한이나 장애를 갖고 있는 몸에게 이렇게 전하고 싶다. 먼저 정렬 도구alignment tools를 사용하여 자신이 어떻게 몸을 움직이고 있는지 관찰하자. 그런 다음 신체 부위별로, 그리고 자신의 특정 능력에 따라 움직이다 보면 좀 더 나은 움직임으로 개선될 수 있을 것이다.

이미지에 대한 참고

지난 20년 동안 경험한 결과, 미묘한 움직임을 설명할 때 간단한 시각적 표현이 가장 잘 통한다는 것을 발견했다. 학생들에게 집중해야 할 동작에 대해 이해시키고자 움직임에 대한 모형 인형stick figures을 주어 어떤 부위가 움직이고 어느 방향으로 움직이는지 빠르게 파악할 수 있도록 거친 선과 상자 다이어그램을 사용하게 했다. 아름답지는 않지만 여기서 아름다움은 중요하지 않다. 복잡하고 다차원적인 움직임을 대부분의 사람들이 이해할 수 있도록 전달하는 것이 목표이기 때문이다. 실제와의 비율도 맞지는 않지만, 관절이 어디에 있는지와 부위가 어떻게 움직이는지를 한눈에 알아볼 만큼은 정확하다.

나는 이 접근법을 《Clinical Anatomy Made Ridiculously

Simple》이라는 최고의 해부학 책에서 배웠다. 이 책은 전 세계 대학생들에게 사랑받는 교재이다. 이 그림들은 적절히 가려 주는 몸에 대한 아름다운 그림이 아니다. 단순하고 귀여운 선으로 이루어져 서로 어떻게 연관되는지를 명백하게 보여 주는 그림들이다. 이 그림들이 여러분에게도 도움이 되기를 바란다.

역자 서문

고등학교 2학년 무렵, 원인 모를 통증으로 힘들어지면서 몸에 대한 관심이 깊어졌습니다. 약이나 수술로 치료해야 할 증상이 있는 반면, 스스로 알아차림을 통한 습관으로 관리할 수 있는 통증도 있다는 것을 알게 된 것은 저의 이러한 경험 때문이었습니다. 덕분에 30년 가까이 노인, 임산부, 암환자, 치매환자를 위한 움직임을 개발하고 보급하는 일을 즐겨왔습니다. 그러다가 이지이(딸)를 낳았고, 그 이듬해 웰빙밴드를 개발하게 되었습니다.

사실, 저는 너무나 아프고 무기력감을 쉽게 느끼는 고통스러운 십대와 이십대를 보냈기에 결혼도, 아이를 낳을 꿈도 쉽게 꾸지 못했습니다. 그랬던 제가 아프고 힘들어도 웰빙을 누릴 수 있다고 느낀 것은 바로 질 좋은 움직임 덕분이었습니다. 호흡과 함께하는 몸통부터의 살랑거림은 저를 숨 쉴 수 있도록 도왔습니다. 물속에서 처음 그 느낌을 찾을 수 있었기에, 우리나라에 수중 운동의 기본 원리와 여러 수치료 기법을 전달하는 역할도 할 수 있었던 것 같습니다. 물속에서만 있고 싶었지만, 중력에 대항해 일상을 살아가야 하기에 어떻게 하면 좋을지 고심하다가 다관절 운동, 닫힌 힘 사슬 운동의 컨셉인 웰빙밴드를 개발하게 되었습니다. 안전감을 느끼며 조금씩 감당할 수 있는 부하를 몸의 감각으로 느끼며 웰빙하는 습관을 물이 아닌 지상에서도 즐길 수 있도록 저를 돕기 위해 만들었습니다. 그 이후 저의 삶의 질은 무척 높아졌습니다. 많은 관절에서의 작은 움직임을 일상에서 수시로 즐기며 감각하고 느끼는 삶 속에서 앎의 기쁨도 더욱 커져갔습니다.

저의 이러한 생각과 너무나 결이 맞는 사람이 바로 케이티 보우만입니다. 접근 방식에는 차이가 있지만, 그녀의 생각은 그동안 제가 저를 살리기 위해 몸부림쳤던 여러 고민들과 겹쳐져 있었습니다. 번역 작업을 하면서 고통스러웠지만 즐거웠던 이유입니다.

1장 머리와 목에서 인상적이었던 점은 베개를 점차 낮추는 공부(자기 몸의 수련)에 대한 내용이었습니다. 물론, 혈역학적 이유로 베개를 높여야 하는 사람도 있다는 점은 예외입니다. 2장 흉곽에서는 갈비뼈를 내미는 사람에 대한 자세한 설명이 감동적이었습니다. 편안한 호흡을 돕는 흉곽의 유연함과 흉추 가동성의 중요성은 강조, 강조해도 모자라죠. 3장 어깨, 팔, 손 파트에서 관절 과가동성 증후군joint hypermobility syndrome에 대해 잠시 언급됩니다. 기회가 있다면 이 질환에 대해 더 많이 보충해드리고 싶습니다. 4장 척추, 5장 골반과 골반기저는 읽고 또 읽으시길 바랍니다. 6장 엉덩관절, 다리, 무릎, 7장 발목과 발. 마지막으로 8장 마음(&뇌)의 정렬까지 모두 읽으시면 우리 몸의 각 관절에서의 소중한 움직임들이 우리의 뇌에 감각 정보를 보내고, 우리는 그것을 느끼며, 좀 더 정확한 감정을 갖게 되고, 우리의 기분이 변화된다는 큰 그림을 보게 될 것입니다. 이것을 바탕으로 우리 뇌는 좀 더 정확한 예측을 하게 됩니다. 명료한 의식이라고 표현해두죠.

질 좋은 움직임이 삶의 질을 바꿉니다. 이 공통점으로 이 책을 번역했고, 지난 일 년간 행복했습니다.

대표 역자 **임상원**

생활습관병예방운동센터 센터장

운동 지도자로서, 《인생을 바꾸는 움직임 혁명》을 번역하며 케이티 보우만의 통찰력에 감탄했습니다. 이 책은 단순한 운동법을 넘어, 우리의 일상 속에서 몸을 어떻게 사용하는지에 대한 새로운 시각을 제공합니다. 보우만은 "움직임의 질이 곧 삶의 질"이라고 강조합니다. 그녀는 매일의 작은 움직임들이 모여 큰 변화를 만든다는 메시지를 통해 일상 속 작은 습관이 얼마나 중요한지를 일깨워줍니다. 예를 들어, '헤드 램프 운동' 같은 간단한 동작이 우리의 자세를 바르게 하고 몸의 정렬을 개선하는 데 큰 도움이 됩니다.

이 책을 번역하면서 저도 일상 속 작은 움직임의 중요성을 다시금 깨닫게 되었습니다. 매일의 앉기, 서기, 걷기 등 우리가 무심코 하는 움직임의 알아차림이 우리의 건강에 얼마나 큰 영향을 미치는지 체험해보시길 바랍니다.

지금부터 조금 더 건강하고 활기찬 삶을 위한 첫걸음을 내디뎌 보세요. 여러분의 건강한 움직임을 응원하며, 즐거운 여정이 되시길 바랍니다!

역자 **홍정심**

홍스필라테스랩 대표, 건강운동관리사

필라테스 강사로서 회원님들에게 일상생활에서의 바른 자세를 계속 강조해 왔지만, 관련 정보를 보기 좋게 제공하는 데 항상 아쉬움이 있었습니다. 그래서 읽기 쉽고 재미있으며, 전체적으로 잘 정리된 회원님들을 위한 교재가 있었으면 좋겠다고 생각했습니다. 《인생을 바꾸는 움직임 혁명》은 그런 저의 가려움을 정확하게 긁어주는 책입니다.

책을 번역하면서 케이티 보우만이 전문적인 지식을 일반인들이 쉽고 재미있게 이해할 수 있도록 얼마나 고민했는지 느낄 수 있었습니다. 그녀의 따뜻한 유머와 비유들은 일상생활에서 문득문득 제 머릿속에 나타나 저의 자세를 바로잡았고, 지금 제가 이 글을 쓰는 중에도 제 몸과 소통하는 데 효과적으로 도움을 주고 있습니다.

어떤 분들은 이 책을 읽으면서 목의 자세를 평소보다 더 신경 쓸 수도 있고, 어떤 분들은 걸으면서 팔을 요리조리 흔들며 골반의 움직임을 느껴보거나 또는 음식을 씹으면서 뇌 근육을 생각할 수 있을 것입니다. 《인생을 바꾸는 움직임 혁명》을 읽고 케이티의 속삭임이 일상생활 속 내 자세를 바꿔 나가는 재미를, 더 나아가 내 몸이 조금씩 건강해지는 재미를, 제가 그랬듯이, 여러분들 또한 느끼셨으면 좋겠습니다.

역자 **문소영**

필라테스 강사

Kinesiology 학과의 유학 생활을 시작하며《인생을 바꾸는 움직임 혁명》의 번역을 하게 되었습니다. 이 분야의 대선배님이신 케이티 보우만의 유머러스한 설명이 곁들여진 깔끔한 지식 전달에 감탄하며 존경의 마음으로 작업했습니다. 일상의 습관을 알아차리고 스스로 변화에 도전하면서 자신만의 건강한 삶을 개척하기 위한 정보가 이 책에 모두 담겨 있습니다.

스트레스의 연속인 학과 공부 중에 틈틈이 번역 작업을 하면서 저도 "앗, 내 자세!"하고 많이 찔렸습니다. 덕분에 무의식적으로 무너지는 관절 위치를 바로 잡는 습관을 키울 수 있었습니다. 찌뿌둥하고 어딘가 스물스물 불편감이 올라오거나 짜증이 나는 건 움직임이 부족하다는 내 몸의 신호라는 걸 이젠 압니다. 이 책이 과연 내게도 도움이 될까? 물론입니다. 거의 하루 종일 책상에 앉아 공부해야 했던 저로서는 틈틈이 자세 습관을 떠올릴 수 있는 좋은 기회였습니다. 제가 작업하면서 느낀 재미를 독자분들도 똑같이 느끼시길 바라며….

역자 **이지이**

결련택견꾼, 웰빙밴드운동 지도자

차례

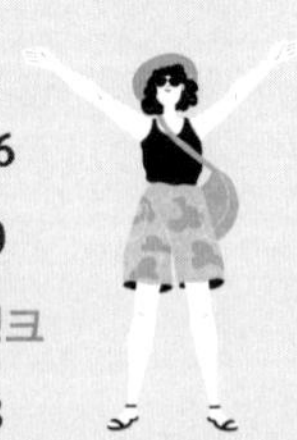

4 척추 *your* Spine

5 골반과 골반기저 *your* Pelvis & Pelvic Floor

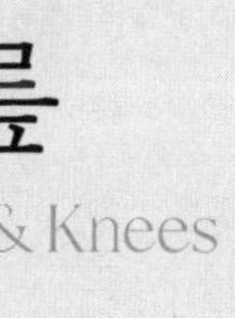

6 엉덩 관절, 다리, 무릎 *your* Hips, Legs, & Knees

7 발목과 발 *your* Ankles & Feet

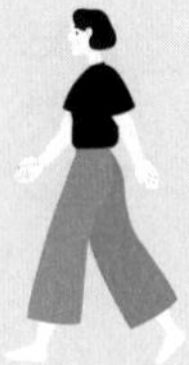

8 마음(&뇌)의 정렬

Align *your* Mind (& Brain)

1

머리와 목

your Head & Neck

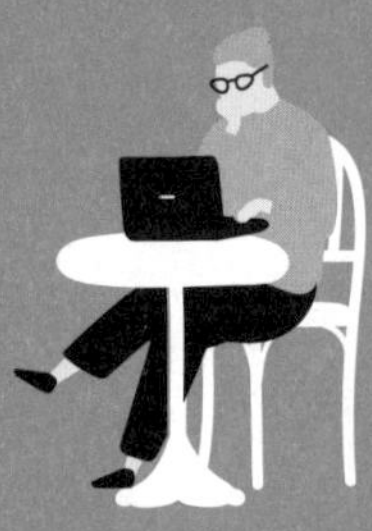

"

나이가 들수록 키가 작아지는 이유를 간단하게 말하면 몸을 바로 세우는 힘이 전반적으로 약해져서 반듯하게 서 있기 힘들기 때문이다. 그러나 그것보다 더 중요한 것은 몸을 바르게 지탱하지 못한 세월이 쌓여서 실제로 척추의 질량이 줄어든다는 것이다.

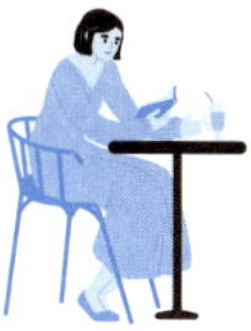

시작하기

몸을 더 많이 움직이기 위한 방법은 굉장히 다양하고, 그 중에서는 지금 하던 일을 멈추지 않고도 할 수 있다. 앉아서 책을 읽고 있는 지금 이 순간에도 머리부터 움직여 볼 수 있다.

현대 사회에서 자세 문제의 심각성을 알아차리기 위해서 생체역학자가 될 필요까지는 없다. 사람들이 많은 장소 어디에서든 잠시 주변을 둘러보고, 머리를 아래로 향하고 있는 사람이 몇 명인지 세어 보자. 눈만 아래를 향하는 게 아니라 머리까지 아래로 숙인 사람들 말이다. 머리를 살짝 숙이는 것뿐 아니라 머리와 윗등까지 앞으로 구부린 사람들을 찾아보자. 대부분의 사람들이 이런 자세를 하고 있다는 걸 알 수 있을 것이다.

특정 활동을 할 때 아래를 내려다보는 게 전혀 새로운 일은 아니다. 독서, 바느질, 요리, 미술 — 이런 활동들은 오랜 세월

동안 사람들이 아래를 내려다보며 해왔던 활동들이다. 그리고 아래를 내려다보는 것 자체는 문제가 아니다. 아래를 내려다보는 것은 중요한 움직임이기도 하고, 척추가 길고 곧은 하나의 뼈로 이루어진 대신 여러 개의 구부릴 수 있는 관절로 만들어진 이유이기도 하다. 마치 우리가 이렇게 움직이도록 태어난 것처럼. 척추 관절은 이렇게 쉽게 구부러질 수 있게 되어 있다. 여기에서 문제가 되는 것은 우리가 '얼마나 오랫동안 머리를 앞으로 기울이고 있는지'와 '머리와 윗등, 심지어 상체의 다른 움직임을 얼마나 적게 하는지'이다.

나는 여러분이 책을 읽는 내내 구부정한 자세를 하고 있을 걸 알고도 그대로 책을 읽게 할 정도로 양심 없는 사람이 아니다. 그러니 동화 속 난쟁이가 어두운 숲을 무사히 통과하도록 요정이 마법의 부적을 선물하듯, 나도 여러분에게 '헤드 램프* 운동head ramp exercise'을 선물하고자 한다.

우선 정수리에 손을 올려놓자.

다음 그림과 같이 턱이나 가슴이 들리지 않도록 하며, 귀를 어깨너머 뒤로 미끄러뜨리며 정수리가 천정을 향하도록 밀어올린다.

* 황금 도둑이나 용과 싸울 때 쓸 수 있는 동작은 아니다. 하지만 검을 들고 싸워 본 적이 있다면, 무거운 무기를 잘 휘두르기 위해 몸의 정렬이 필수라는 사실을 알고 있을 것이다.

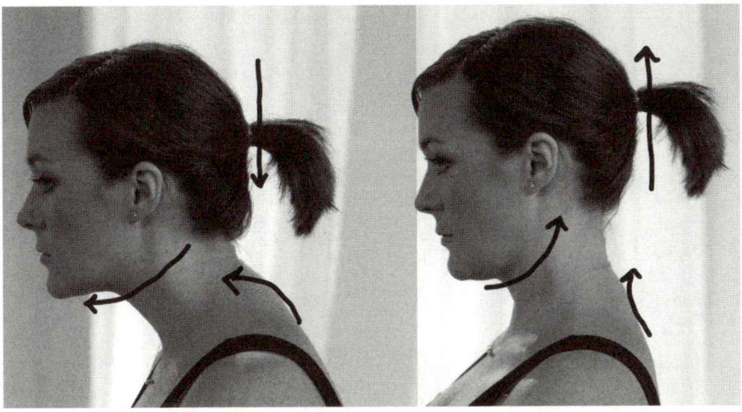

'헤드 램프 운동'은 왼쪽에 보이는 거북목 자세와는 정반대이다. 이 운동은 머리를 땅에서 멀어지게 들어올려서, 어깨 위에 가져다 놓고, 목을 길게 늘림으로써 거북목 자세를 제자리로 돌려놓는다. 이것은 거북목의 해독제이고, 독서하는 동안 특정 자세에 중독되는 것을 막아 준다. 용감한 친구여, 이제 시작해 볼 시간이다. 함께 해보자.

음식이 잘 넘어가는 자세

목의 역할에 대해서 생각해 보자. 목은 목걸이를 하거나, 터틀넥 스웨터를 걸치기에 좋은 곳이고, 머리를 돌릴 수도 있고, 혈액, 공기, 영양분을 옮기는 관이 지나가기도 한다.

식도는 입에서 위까지 연결된 '음식이 지나가는 통로'로 알려진 근육 기관이다(그리고 최악의 상황에는 음식이 위에서 입으로 역류하기도 한다, 우웩~).

나이가 들면서 음식을 삼키는 것이 어려워지는 몇 가지 이유가 있는데 그중 하나는 척추의 곡선이 시간이 지나면서 변하기 때문이다.

물을 입에 가득 머금고 고개를 힘껏 뒤로 젖힌 자세에서 삼킨다고 상상해 보자. 이 자세는 목을 지나가는 관을 좁혀서 입에 있는 것이 목을 통해 내려가기 어려워지고, 불편해지기도 하고, 목에 걸리기 쉬워진다. 고체 음식은 좁아진 통로를 통해 내려가는 게 더욱 어려워진다.

머리를 뒤로 젖히는 것이 입과 목의 정렬에 좋지 않다는 것을 분명히 안다. 그러나 등을 앞으로 구부린 상태에서 머리를 앞으로 내밀어도 같은 상황이 된다는 걸 알아차리기는 어렵다. 척추의 위치에 비해서 머리는 뒤로 젖혀져 있고, 식도는 눌려 있다(왼쪽 그림 참조).

이렇게 삼키기 힘든 경우 고개를 숙이라고 권하기도 하는데, 머리를 앞으로 숙이게 되면 식도가 열려서 음식을 삼킬 공간이 생길 수 있어, 삼킬 때 생기는 물리적인 문제가 하나 사라진다는 생각에서 나온 방법이다. 하지만 다른 문제가 남아 있다. 목의 정렬이 중력에 어긋난다는 것이다. 음식이 바로 아래로 내려가지 않고 사선으로 움직여야 하는 자세가 되어 버리는 것이다.

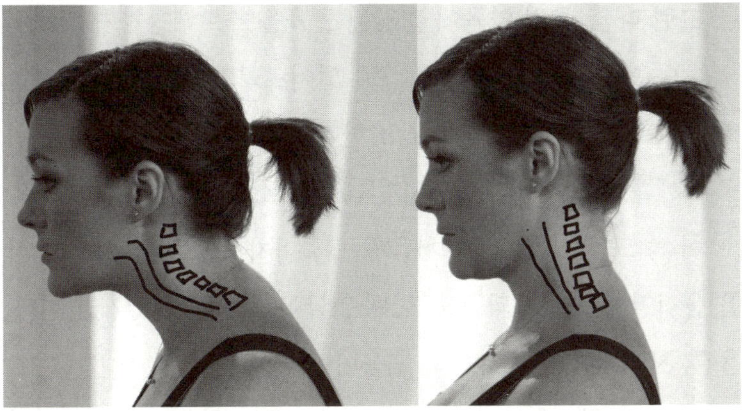

좀 더 삼키기 쉬운 자세를 만들기 위해서 머리를 앞으로 일시적으로 떨어뜨리는 것은 편리한 해결책이지만, 왜 음식이 넘어가는 관과 머리를 동시에 정렬해 놓고 삼키지 않는 걸까? 자, 지금 소개할 '헤드 램프 운동'은 이 한 가지 운동을 통해 머리를 세 개의 평면에서 한 번에 움직여 바른 정렬을 돕게 된다(오른쪽 그림 참조).

머리를 앞으로 약간 끄덕여서 목구멍을 연 후에, 턱을 들지 않고 머리를 하늘로 끌어올리는 동시에 뒤에 있는 벽에 머리를 붙이도록 노력한다. 턱을 들지 않는 것이 중요하다. 턱을 들면, 그와 동시에 식도가 약간 눌린다.

턱을 들지 않을 뿐 아니라 가슴도 들지 않으려 노력해야 한다.

최선을 다해 보자. 마치 기린이 목을 길게 뽑으려는 것처럼 말이다.

그런 다음, 목의 양쪽에 긴장된 근육을 스트레칭하기 위해서 오른쪽 귀를 오른쪽 어깨를 향해 떨어뜨리면서 머리가 천장을 향해 계속 들어올려진다고 생각한다. 그다음에는 왼쪽 귀를 왼쪽 어깨를 향해 떨어뜨리면서 반대쪽을 스트레칭한다.

이 '헤드 램프 운동'은 처음에는 알아차리기 힘들 정도로 작은 움직임이지만, 등과 목을 함께 조금이라도 펼 수 있게끔 한다. 물론, 시간이 지날수록 더욱 도움이 될 것이다.

좋은 자세는 골프 스윙을 할 때에만 필요한 게 아니다. 일상에서 무의식적으로 취하는 안 좋은 자세들을 줄일 수 있는 기회들이 많은데, 음식을 삼키는 것도 그중 하나이다.

나이가 들면 왜 키가 줄어들까?

아버지가 여든여덟 살이 되셨을 때, 등 통증으로 고생하셔서 정골의사osteopath를 찾았고, 그곳에서 아버지의 키와 몸무게를 측정했다.

이 과정에서 가장 재미있었던 때는 체중을 재고 나서였다. 아버지가 "그럴 리가 없어! 7kg이나 더 나간다니! 아직 신발을 신고 있어서 그럴 거야."라고 했고, 나는 아버지가 내 목소리를 들을 수 있도록 소리쳤다. "7kg이나 되는 신발을 신고 있는 거예요? 등이 아플 만도 하시네요."

그다음으로 재미있었던 부분은 새로 측정한 아버지의 키가 어떻게 달라졌는지에 대해서 이야기 나눌 때였다.

대부분은 나이가 들면서 키가 조금씩 작아진다. 일반적으로 오랜 시간에 걸쳐 압박을 받았기 때문이라고 알려져 있다. 척추 사이의 디스크가 조금씩 눌리기도 하고, 일부 척추뼈의 골밀도가 감소하면서 뼈들이 쇠약해지면 척추가 앞으로 굽는다는 것이다. 하지만 이 외에도 거의 언급된 적이 없는 또 다른 이유가 있다. 바로 기하학적인 이유이다.

압박을 받아서 작아진 키는 디스크의 수핵disc fluid이나 뼈의 질량이 감소하는 등의 실제 질량 손실과 연관이 있다. 그러나 질량의 변화가 없이도 키가 작아지는 경우가 있다. 바로 자세가 바뀌면서이다.

이 책은 계산 실력이 없어도 읽을 수 있는데(고맙긴~), 키를 측정하는 것은 단순하게 바닥에서부터 정수리까지의 높이만 알면 되기 때문이다. 실제 몸의 길이를 재는 것이 아니라는 것이다. 예를 들어 길이가 똑같은 두 개의 S자 모형을 이용해서 커브를 더 깊게 만드는 것만으로도 그 높이가 달라지는 것을 보여줄 수 있다. 몸도 이 모형과 마찬가지이다. 무릎, 엉덩 관절, 골반, 머리, 그리고 척추의 위치가 모두 조금씩 키에 영향을 미친다.

여기에 유치원생도 이해할 수 있는 수준의 종이와 못으로 만들어진 모델이 있다. 발을 테이프로 고정하고, 머리 위치를 파악하기 위해 뒤쪽 기준선을 그린 다음 모델의 키를 측정했다(키 1).

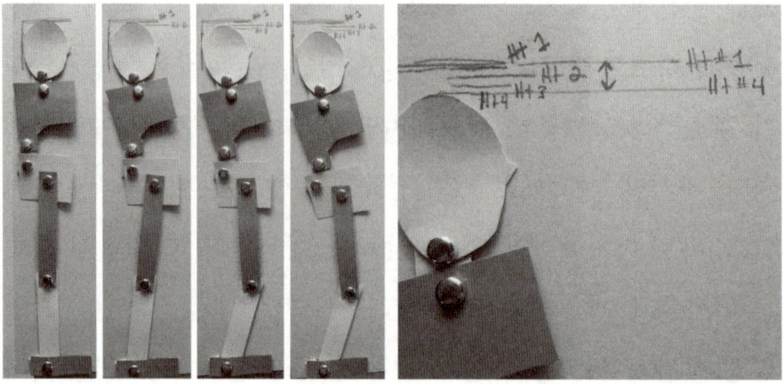

그런 다음, 그림처럼 왼쪽에서 오른쪽 순서로 모델을 움직였다.

- 골반을 앞으로 옮기고(129쪽 참조) 키를 다시 측정했다(키 2).
- 거기에 무릎을 조금 구부리게 해서 키를 다시 측정했다(키 3).
- 거기에 골반을 뒤로 기울여(골반 후방경사) 키를 다시 측정했다(키 4).

상반신과 머리가 앞으로 움직일 때 키가 더 줄어들 수도 있는데 이 모델에서는 보여 줄 수 없다. 특별한 기술이 없는 유치원생 수준의 모델이기 때문이다. 그러나 위에서 보여 준 관절 움직임을 모두 더하면 대부분의 키가 감소한다. 질량의 변화

없이 말이다.

자세는 키에 영향을 미친다. 어떤 식으로 영향을 미치는 걸까? 우리가 나이가 들면서 작아지는 이유는 단순히 전체적으로 몸이 약해져서 반듯하게 서 있기 어렵기 때문일 수도 있다. 하지만 더 중요한 것은 척추의 실제 질량 감소 또한 오랜 기간 몸을 바르게 지탱하지 않은 결과로 생길 수 있다는 것이다. 나이가 들어서 키가 작아지는 이유에 대한 기존의 설명이 틀린 것은 아니지만, 그것만이 이유라고 보기는 어려운 이유이다. 골밀도 감소나 탈수된 디스크와 같은 실제 질량 감소도 오랫동안 부담을 주는 자세 때문에 나타난 결과일 수 있기 때문이다. 우리가 질량 감소에만 초점을 맞추면 특정한 자세가 몸에 미치는 영향을 고려하지 않게 되고, 결국 문제의 원인을 인식하지 못한 채 오랜 기간 움직임 습관을 바꿀 생각조차 하지 못하게 된다.

기억에 남는 세 번째 장면은 아버지와 정골의사가 문제를 해결하는 방법이었다. 척추 검사가 끝난 후, 정골의사는 아버지에게 통증을 느끼기 시작할 무렵 일상에서 어떤 변화가 있었는지를 물었다. 아버지는 이사했다는 이야기와 함께 앉아서 텔레비전을 볼 때 목이 가장 불편했다고 이야기했다. 몇 가지 추가 질문 후에 정골의사는 이사한 집의 텔레비전이 너무 높게 배치된 것이 원인이라고 판단했다. 안경 렌즈를 통해 보려고 머리를 드는 것과 같은 이치인데, 아버지는 매일 4~5시간 동안 새로운 자세를 하며 목을 비틀고 있었다.

정골의사가 처방한 '약'은 움직임이었다. 의자나 텔레비전을 조정해서 등과 목의 만곡이 너무 커지지 않도록 자세를 바꾸는 움직임 말이다.

베개는 기능성 교정기구이다

"케이티, 숙면하려면 어떻게 해야 해요?"라는 질문을 받으면 내 평소의 대답은 "가능한 한 많이 자는 거죠."이다. 하지만 보통은 여기에 다음과 같은 내용을 덧붙인다.

"하루 종일 유지해도 좋을 이상적인 자세가 없는 것처럼, 이상적인 수면 자세도 없습니다. 인간은 몇천 년 동안 다른 동물들처럼 끊임없이 변화하는 자연적인 표면에서 체온 조절을 위해 몸을 웅크리거나 펴는 등의 다양한 자세로 잠을 자 왔습니다."

그렇긴 해도 익숙하지 않은 바닥에서 자는 것은 매우 불편하다. 여기에서 '익숙해진다'라는 말에 집중해 보자.

신체 훈련은 피트니스나 운동과 관련해서 생각하는 경우가 많은데, 달리기 훈련을 예로 들어 보면, 매일 조금씩 달리면서, 몸이 8km에 익숙해질 때까지 천천히 거리를 늘려 나가고, 그다음에 16km까지 거리를 늘리게 된다. 이때 '익숙해진다'는 말은 몸의 조직과 생리적인 조건들이 새로운 환경에 적응할 정도의 충분한 시간을 주었다는 말이다. 즉 '익숙해졌다'라는 말은 '새로운 것에 익숙해지도록 훈련했다'라는 말과 같다.

나는 지난 10년 동안 잠자는 환경을 바꾸어 가며, 몸이 가장 가뿐하게 느껴지는 '수면 자세'를 찾으려고 했다. 10년 전에는 나흘 동안 텐트 바닥에서 자거나 카펫이 깔린 바닥에서 자게 되면 목 근육의 경련 때문에 몇 주간 불편했다. 왜 그랬을까? 그 환경에서 자는 것이 익숙하지 않았기 때문이다. 35년 동안 베개를 베고 침대에서 자는 훈련을 했기 때문이다.

우리는 움직임을 운동이라는 관점으로만 생각하는 경향이 있지만, 일상에서 취하는 모든 움직임이나 자세는 '이렇게 적응하라'는 파일에 입력된다. 몸의 조직은 '지난 7년 동안 특정 종류의 매트리스에서 잠을 잤든지', '매일 10km를 달리든지' 주어진 환경에 따라서 반응한다. 이 두 과정은 같은 것이다.

매트리스나 베개 없이 자면 아픈 이유는 평소에 달리던 거리보다 더 멀리 달리고 나서 몸이 아픈 것과 같은 이유이다. 몸에 평소보다 더 큰 부하를 주게 되기 때문이다.

매트리스나 베개 없이 자는 것이 매우 불편하게 느껴지는 이유는 아주 어린 시절부터 이런 편안함(이 정도 수준의 부하)에 적응했기 때문이다. 쿠션이 있는 신발을 신는 것은 부드러운 베개를 사용하는 것과 마찬가지이다. 다른 사람들도 다 그렇게 하므로 우리는 이런 용품을 사용하고, 익숙해진다. 신발과 베개에 적응해 버린 세포들은 걸을 때 생기는 체중에 의한 압박에 대항하고 최소화하는 데 필요한 힘과 유연성을 기르지 못한다.

개인적으로, 내가 아침에 일어났을 때 머리가 아픈 이유가 자는 내내 베개 때문에 목이 계속 같은 자세를 취하고 있기 때문이라는 것을 알게 됐다. 베개의 높이를 조금씩 낮추어서 완전히 베개 없이 자는 데 1년 정도가 걸렸다. 처음엔 크고 푹신한 베개에서 중간 높이의 푹신한 베개로 바꿨다. 그리고 점차 베개에서 수건으로, 수건에서 돌돌 말은 티셔츠를 베고 자는 것으로, 결국에는 아무것도 베지 않고 바닥에서 자거나 가끔 필요할 때만 팔로 머리를 받치고 잘 수 있게 됐다. 높이를 바꾸고 2, 3일 밤이 지난 후 아침에 일어났을 때 목과 어깨가 아프면 약간의 지지를 받을 수 있게 높이를 좀 더 높였다.

첫 하프마라톤을 할 때 훈련했던 것처럼 천천히 단계적으로 접근하는 방법을 택했다. 조금씩 발전하면서, 서서히 상체에 있는 조직에 부하를 가하는 '수면 자세' 훈련을 시행했다.

베개 없이 자는 것은 신발을 신지 않고 항상 맨발로 다니는 것과 유사하다. 맞다, 당장 베개와 신발을 모두 내다버릴 수도 있지만, 그렇게 하면 사용을 많이 하지 않던 조직은 손상될 만큼의 부하를 받을 수도 있다(캠핑 시에 경험하는 목이나 등의 불편함도 같은 이유이다).

만약 잠자는 자세가 몸에 부정적인 영향을 미치는 것 같다면, 낮 동안 목과 어깨 근육을 이완할 수 있는 운동을 해보자. 긴장을 낮춰 주는 운동을 하면 밤에 외부의 도움이 줄어도 잘 대처할 수 있도록 목과 어깨의 가동성을 높일 수 있다.

지난 6년 동안 베개 없이(그리고 매트리스도 없이) 잘 수 있도록 훈련했다. 그리고 수면의 질이 높아졌다. 호텔 매트리스도 더 이상 무섭지 않고, 캠핑도 걱정이 없다. 회복력이 높아졌고, 다양한 환경에 몸이 적응할 수 있는 상태가 됐다. 베개에 대한 적응 훈련 덕분에 집에서만 자야 한다거나 어디를 갈 때마다 베개를 들고 다니지 않아도 된다. 수면 상태는 예전보다 훨씬 좋아졌고, 이 노력은 몸을 더 좋은 상태로 만들기 위해 더 움직이려고 노력하는 것과 크게 다르지 않다. 나는 밤마다 8시간씩 이러한 훈련을 한다. 때로는 4시간이기도 하다. 한때는 수면 훈련과 모유 수유 훈련을 번갈아 하는 바이애슬론biathlon을 한 적도 있다.

현재의 베개와 매트리스는 보조기나 '지지해 주는' 신발과 같은 용도이고, 신체가 스스로 편안하게 지탱할 수 없는 자세를

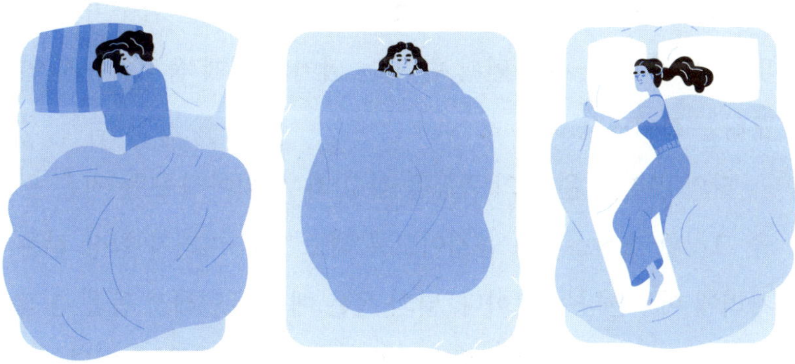

취할 때 도움을 준다. 보조 장치는 많은 상황에서 도움이 되지만, 결국 지지하는 부분을 약하게 만들 수도 있다. 일반적인 모양의 딱딱한 신발을 신고 평평한 길로만 걸어 다니면 발이 뻣뻣해지고 약해지듯이, 쿠션과 폭신한 베개로 몸을 감싸고 자면 결국 몸은 딱딱한 바닥에서 생기는 움직임을 견디지 못하게 된다.

끝으로 우리의 몸은 매일 다르다는 사실을 명심하자. 나 또한 수면 움직임 여정을 시작한 지 몇 년이 지났지만 다치거나 다른 이유로 몸이 피곤할 때 쿠션이나 다른 지지물을 사용하기도 한다. 제한된 범위에서만 몸을 쓰는 것이 아니라 다양한 환경에 신체가 적응하는 법을 배우는 것이 중요하다.

좋은 밤 되기를, 행운을 빈다.

닭 머리

나는 생체역학자라는 직업보다 달걀 농사꾼을 꿈꾸며 닭을 몇 마리 키웠다. 가장 먼저 한 일은 닭이 어떻게 움직이는지 연구하는 것이었다.

닭의 멋진 점은 닭의 몸통을 잡고 좌우, 위아래 또는 작은 원을 그리며 조심스럽게 움직이도록 해도 닭의 머리가 항상 같은 자리에 머무른다는 것이다. 닭의 목은 매우 유연해서 몸을 움직이는 동안 자이로스코프처럼 머리를 가만히 유지할 수 있다.

닭의 목이 유연한 데에는 중요한 이유가 있다. 생존에 중요한 역할을 하기 때문이다. 어떤 면에서, 우리가 고개를 돌려 이곳저곳을 살피는 능력은 목의 가동성에 달려 있다. 목의 가동성이 어떤 기능을 하는지 확장해서 생각하려면 닭이 되었다고 상상해 보면 된다. 눈을 (독수리나 코요테 같이) 무언가에 고정시킨 채, 더 안전한 곳으로 몸을 움직여야 하는 경우가 있다.

우리가 포식자로부터 달아날 일은 거의 없지만, 몸을 다른 방향으로 움직이면서 무언가를 주시할 수 있는 능력은 안전하게 움직이는 데 실용적이다. 자동차, 프리스비, 달리는 개, 자전거 타는 사람들로 번잡한 도시의 공원을 지나간다고 상상해 보자. (위험을 피하려고) 머리를 돌릴 때마다 몸이 함께 움직여야 한다면 일직선으로 걷는 것이 어려워지고 걸려 넘어질 위험이 커진다. 야생에서 필요한 만큼의 목의 가동성을 키우지는 않더라도 어깨에서 목이 자유로워지면 기분이 좋아진다.

어깨와 갈비뼈는 그대로 두고 머리를 움직일 수 있는 닭 머리 운동을 해보자:

- **머리를 밀면서 걷는 닭** 머리를 천천히 앞뒤로 움직이는 동작(바닥을 쪼는)을 떠올려 보자.
- **호기심 많은 닭** 강아지만 귀를 어깨 쪽으로 떨어뜨려 기울인다고 생각할 수 있지만, 닭도 무언가 궁금할 때 고개를 한쪽으로 기울이고는 한다.

• **밸리댄스하는 닭** 머리가 기울어지지 않게 좌우로 미끄러뜨린다. 그리고 진짜 도전 과제는 좌우로 움직일 때 고개를 길게 뽑아내고 유지하는 것이다!*

• **"저거 코요테야?" 하며 머리 돌리는 닭** 머리를 길게 뽑은 다음 좌우로 돌리는 연습을 하자.

헤드 램프 운동을 할 수 있는 15가지 장소

헤드 램프 운동은 목과 윗등의 부하를 즉시 줄여 주는 간단한 운동이다. 다양한 상황에 적합하고 하루 종일 몸을 조금이라도 더 움직이는 데 도움이 되는 방법 중 하나이다. 전자기기를 사용할 때, 농사지을 때, 집안일 할 때, 운동할 때 언제든지.

다른 운동과 마찬가지로 헤드 램프 동작은 실제로 해보는 것이 가장 효과적이다. 아래에 보다 나은 머리 정렬에 대해 생각해 보기 좋은 장소들을 정리해 놓았다.

* 어떤 동작인지 잘 모르겠다고? 온라인에서 '머리 미끄러지는 방법(How to head slide)'이라고 찾으면 수많은 튜토리얼을 찾을 수 있다.

전자기기를 쓸 때

- **휴대폰, 태블릿, 컴퓨터** 스크린이 나쁜 자세의 원인이 될 수도 있지만 자세를 바로 하면 문제없다. 간단하게 고개를 바로잡는 방법에 대해서 알아보자.
- **게임콘솔** 전자기기를 잘 다루기 위해서는 작동법부터 알아야 하는데, 우리는 먼저 전자기기에 머리부터 가져다 대기 바쁘다. 가족이 함께 몇 분이라도 다양한 자세에 대해 의논해 보는 것은 큰 도움이 될 수 있다.

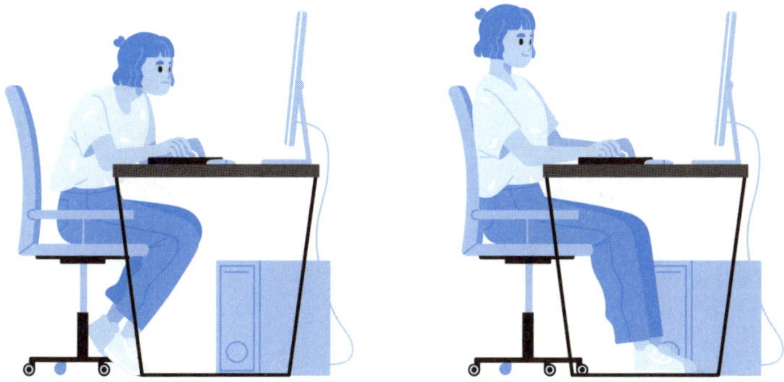

집에서 (일상에서)

- **자동차** 차에서 보내는 시간은 헤드 램프 운동을 하기에 매우 좋다. 운전대나 계기판에 '헤드 램핑할 것!'이라는 메모를 붙이자.
- **주방** 내 프로필에 '생체역학자'라고 쓰여 있기는 하지만, 주로 시간을 보내는 순서대로 직업을 나열한다면 가장 먼저 '요리사'와 '식기세척기'라고 적어야 할 것이다. 주방에서도 상체와 머리를 계속 움직이자.

- **욕실 거울** 양치질을 하거나, 머리 손질할 때, 헤드 램프 자세를 하고, 거울을 보며 자세를 점검하자.
- **음악 스탠드** 악기마다 머리 위치가 다르지만, 지금보다 더 상체와 머리를 잘 유지하는 자세를 찾을 수 있다는 것을 염두에 두자.
- **작업대** 고글을 쓰고, 고개를 들자!
- **휠체어** 다양한 방법으로 앉을 수 있다. 가능하면 머리와 몸통을 조정해서 휠체어에 앉는 방법을 개선한다. 필요할 때 떠올릴 수 있도록 '휠체어를 밀 때 머리부터 밀지 않는다.'라는 메모를 눈에 잘 띄는 곳에 붙여 둔다.
- **재봉틀** 재봉질은 몸에 무리를 줄 수도 있다. 바늘을 꿰기 위해서 허리를 구부릴 수도 있지만, 대부분의 경우는 머리를 들고 있을 수 있다.

운동할 때

- **매트** 헤드 램프 동작은 어디에서나 할 수 있다. 서 있을 때도 분명히 할 수 있지만, 다른 자세에서도 가능하다. 플랭크, 네발 기기 자세, 푸시업 할 때에도 헤드 램프 자세를 해보자.
- **자전거** 자전거를 탈 때 목이 뻐근한가? 헤드 램프를 하자! 핸들을 잡으려고 몸을 앞으로 숙일 때, 턱을 앞으로 내밀어 눈높이를 수평으로 만드는 게 자연스럽지만, 더 좋은 방법이 있다. 수평선을 볼 수 있도록 등을 좀 더 펴서 고개를 들자. 이 방법을 쓰면 자전거를

타는 동안 요추전만, 흉추후만증(허리가 과도하게 꺾이고, 등이 많이 굽는 자세)을 개선하는 데 도움이 된다.

- **걷기** 애견 산책하기, 유모차나 휠체어 밀기 또는 러닝머신/스테퍼/일립티컬에서의 운동은 몸의 모든 부위에 유익하다. 특히 걷기와 같은 직립 활동은 등과 머리의 움직임에 집중할 수 있는 최적의 시간이다.

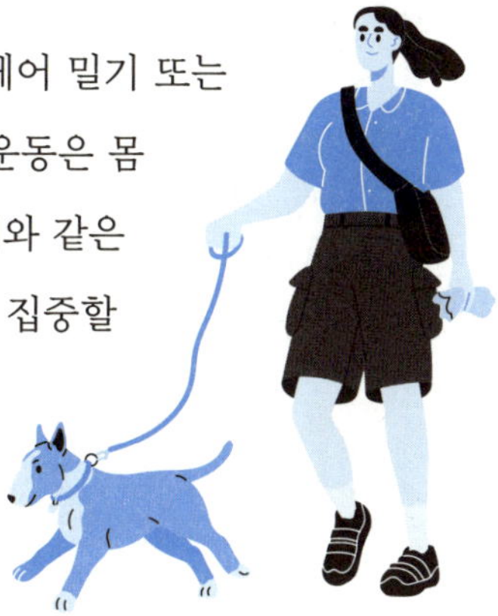

2

흉곽

your Ribcage

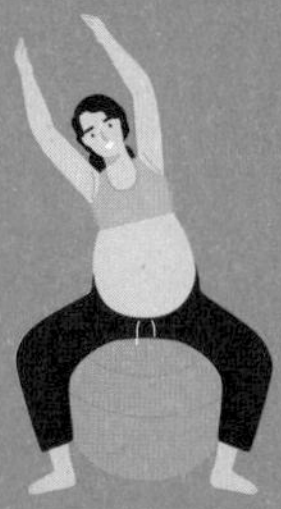

"

호흡의 메커니즘은 복잡하다고 여기기 쉽다. 조용한 숨쉬기, 잠자는 동안의 숨쉬기, 운동 형태에 따른 숨쉬기, 코로 숨쉬기 또는 입으로 숨쉬기 등 여러 가지의 호흡 방식이 있기 때문이다. 하지만 모든 호흡의 기본적인 메커니즘은 같기에, 우리 몸의 호흡을 위한 부위가 더 잘 움직여질 때 어떠한 숨쉬기이건 이로울 수 있다.

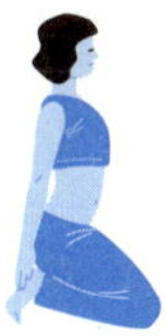

당신은 갈비뼈를 내미는 사람Rib thruster인가?

몸의 자세에 대해 이야기해 보자. '스웨이백swayback', '요추 전만hyperlordosis' 또는 과도한 골반의 전방경사anterior tilt는 모두 과도한 허리 만곡을 묘사한다.

허리 부위의 과도한 만곡은 종종 척추에 과부하를 일으키고, 요추 부위의 퇴행적인 변화와 요통을 일으키곤 한다. 요추의 만곡이 심할 경우 골반을 뒤로 기울여(말아서) 허리를 평평하게 펴라는 조언을 받는다. 하지만 이렇게 골반을 뒤로 기울이는 것이 최선의 해결책일까?

그렇지 않다고 말하고 싶다. 이러한 만곡이 골반이 기울어진 탓만은 아니기 때문이다. 요추 부위의 과도한 만곡은 골반과 함께 흉곽의 움직임에 의해서도 영향받는다는 것을 다음 그림에서도 볼 수 있다.

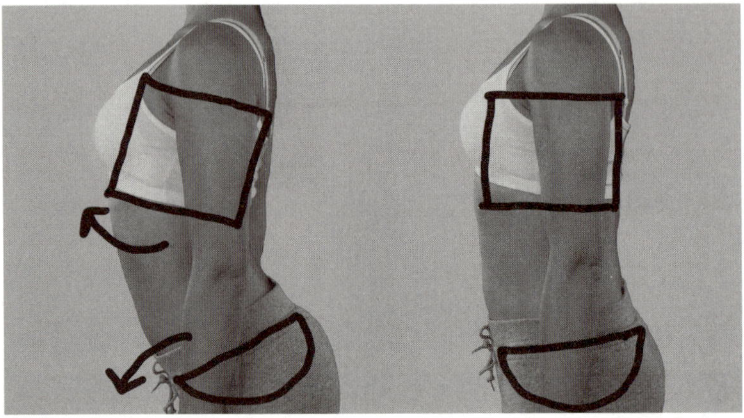

상체 움직임으로 인해 요추 부위에 과도한 만곡이 생성되는 경우는 어떨까? 이 경우에는 흉곽을 끌어내려 요추 부위의 만곡을 줄일 수 있다.

'갈비뼈 내밀기rib thrust'는 갈비뼈가 올라가는 움직임을 묘사하기 위해 사용한 용어이지만 이는 단순히 올라가는 것 이상이다. 왜냐하면 갈비뼈는 다른 부분과 연결되어 있기 때문이다. 가슴 앞쪽을 들어올리면 갈비뼈의 뒷부분이 골반에 더 가까워져 척추를 압박하게 되며, 전체적으로 흉곽을 약간 앞으로 이동시킨다. 따라서 갈비뼈를 내밀면 삼차원적인 움직임triplanar movement으로 흉곽이라는 몸통 부위를 기울이고 이동시키기 때문에 좋은 자세에 도움이 되지 않는다.

흉곽이 이렇게 움직이면 요추 부위의 만곡이 더 심해진다. 따라서 골반을 뒤로 기울여 요추부의 과도한 만곡을 '고치기' 전에, 갈비뼈를 내미는 습관에 의해 만들어진 것은 아닌지부터 확인하도록 한다. 골반을 뒤로 기울여 허리를 평평하게 만드는 것은 요통을 잠시 완화할 수는 있겠지만, 발, 무릎, 엉덩 관절과 골반기저와 같은 부위들이 체중에 의해 받게 되는 부하를 변형시킨다. 이는 요통을 줄이기 위해 골반을 뒤로 기울이는(골반 후방경사) 습관이 다른 부위에 또 다른 문제를 일으키기 쉽다는 것을 의미한다.

벽을 객관적인 척도로 이용하자

갈비뼈를 내미는 습관을 가진 사람들은 대개 자신이 갈비뼈를 내밀고 있다는 사실을 모르고 있다. 이는 완전히 무의식적인 습관이기 때문이다. 갈비뼈가 몸의 나머지 부분과 비교해 어디에 위치하는지 정확하게 보기 위해 벽을 이용해 보자.

- 발뒤꿈치를 벽에서 약간의 간격(엉덩이가 차지하는 공간에 따라 약간씩 조정)을 두고 선다.
- 다리를 곧게 펴고, 몸을 수직으로 세우고, 골반의 중립 위치를 찾는다(124쪽 참조).
- 상체(어깨와 뒤통수)를 벽에 붙인다.
- 이제 요추 부위에 자연스러운 만곡이 형성되어 허리와 벽 사이에 작은 공간이 있는지 확인한다.

- 허리가 완전히 벽에 닿는다면, 골반이 뒤로 기울어져 있는 것이다. 허리의 가장 아래 부분에 공간이 생길 때까지 골반을 앞으로 기울인다(즉 엉덩이는 내밀어 벽에 붙인다). 그렇게 공간이 생기면 상체를 다시 벽에 붙인다.
- 이제 등의 중간 부위(흉곽/ 브래지어 끈/ 심박수 모니터 영역)가 벽에 닿는지 확인한다.
- 등의 중간 부위가 벽에 닿지 않는다면, 흉곽을 벽 쪽으로 움직여서 닿을 수 있도록 한다. 이때 필요하다면 머리와 어깨를 앞으로 움직일 수 있다.

왼쪽 그림에서 골반과 머리는 벽에 닿아 있지만 흉곽은 그렇지 않다. 비록 골반은 중립 위치에 있지만, 갈비뼈를 밀어내고 있어서 이로 인해 요추 만곡을 심하게 만들어 낸다(스웨이백 swayback). 오른쪽 그림에서는 같은 골반 위치(중립)와 함께 머리와 흉곽 모두 벽에 닿아 있다. 요추 전만이 감소한 것을 볼 수 있으며, 이처럼 골반을 뒤로 기울일 필요가 없다.

여러분은 아마 머리가 벽에서 떨어져야만 흉곽을 벽에 붙일 수 있을지도 모른다. 이는 매우 흔하게 볼 수 있는데, 등의 상부 만곡이 크고(흉추 후만hyperkyphosis) 뻣뻣하다는 것을 의미한다. 이상적으로 머리와 상부 척추는 흉곽이 움직이지 않고도 앞뒤로 움직일 수 있어야 하지만, 이를 위해서는 상부 척추인 흉추의 가동성이 요구된다.

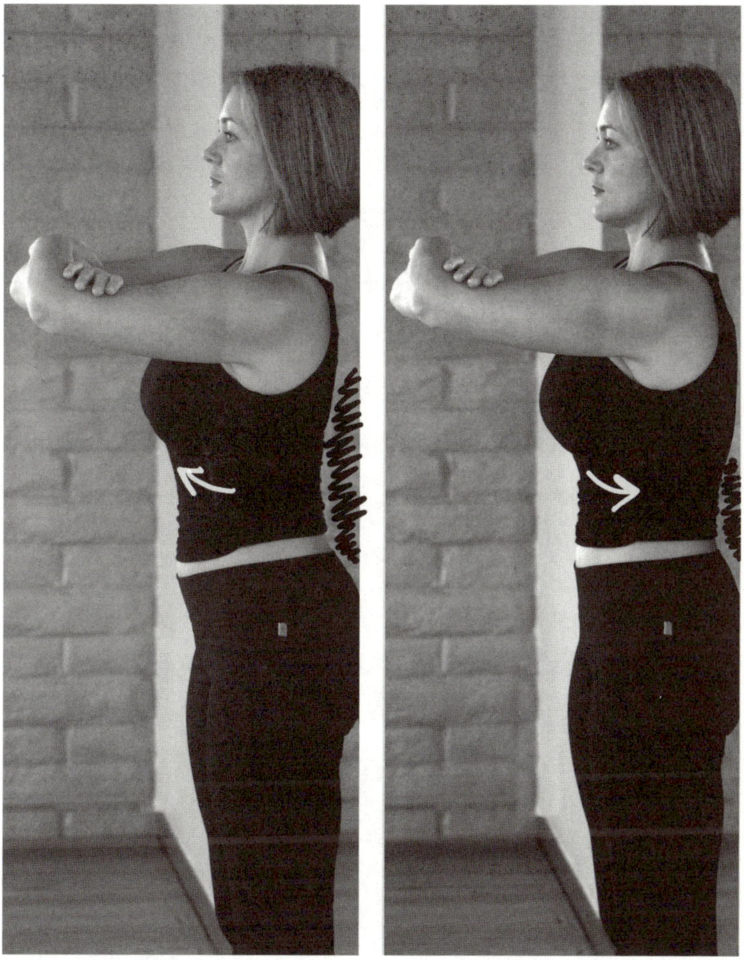

이것이 또한 "요추 부위의 만곡(요추 전hyperlordosis)을 고치기 위해 골반을 뒤로 기울여라."라는 조언에 대해 크게 찬성하지 않는 이유 중 하나이다. 이 조언은 사람들이 스웨이백swayback 자세를 하게 되는 것이 흉추 부위의 만곡(흉추 후만)이 너무 크기 때문인지 확인하지 못하도록 방해한다. 등의 만곡이 심하고 뻣뻣하게 굳어진 경우(흉추 후만), 사람들은 보상 작용의 하나로 갈비뼈를 내밀게 된다. 다시 강조하지만 이것은 전적으로 무의식적으로 이루어지는 것이다. 그러나 상부 척추가 과도하게 뻣뻣하다는 것을 확인했다면, 대처할 방법이 있다! 이를 완화하기 위해 상체 강화 운동 및 스트레칭을 할 때 흉곽의 정렬(갈비뼈를 내리세요! 라는 간단한 큐잉)에 초점을 맞춘다. 이 방법은 문제의 근본적인 부분에 대처할 수 있도록 해줄 것이다.

어디서부터 시작해야 할까? 헤드 램프 운동(5쪽 참조)! 흉곽을 들어올리지 않으면서 헤드 램프 운동을 한다! 그리고 흉곽을 들지 않으면서 가슴을 열어 주는 스트레칭, 예를 들어 '플로어 엔젤(39쪽 참조)'을 해본다.

상부 척추Upper spine 움직임을 어디서든 즐기자

직업상 글을 많이 쓰기 때문에 나는 컴퓨터 앞에 앉아 있는 시간이 많다. 그러다가 잠깐씩 컴퓨터에서 떨어져서 간단한 스트레칭을 1~2분 정도 하는 것이 생산적으로 일하는 데 도움 된다는 것을 발견했다. 우리 뇌도 휴식이 필요하지만, 다른 부위들도 마찬가지이다. 컴퓨터 작업에서 잠시 손을 떼고 동료들의 소셜 미디어 계정을 빠르게(무심코) 확인하곤 하지 않는가?

이미 생산적인 작업에서 손을 잠시 떼었다면 그 자체로 축하한다. 일을 더 잘하도록 돕는, 책상머리에서 움직일 시간이 있다는 것이니까 말이다. 그러니 내가 정말 좋아하는 오피스 움직임 office moves을 함께 해보자.

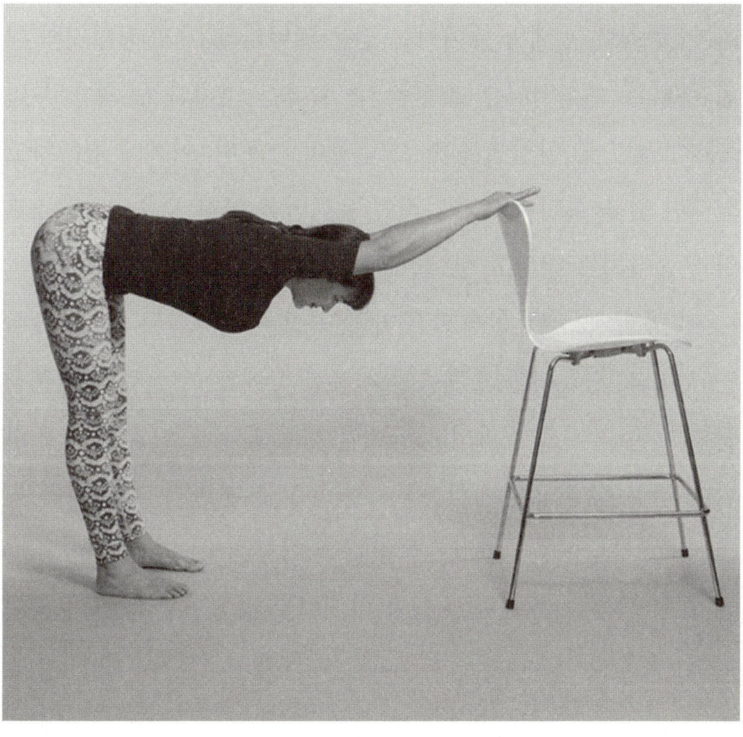

흉추 부위(등) 스트레칭은 어떻게 할까?

- 의자 뒷면, 카운터, 책상 또는 벽에 손을 둔다.
- 손을 둔 상태로 뒤로 걸어가서 가슴을 바닥 쪽으로 내린다.
- 발을 골반 너비로 벌리고 앞을 향하게 서서, 엉덩이는 발목을 지나 뒤로 뺀다. 무릎을 쭉 펴서 햄스트링군과 종아리 근육을 스트레칭할 수도 있다. 허벅지 뒤 근육이 뻣뻣하다면 무릎을 구부려도 좋다.
- 이를 몇 번 더 반복한 후, 팔꿈치를 땅 쪽으로 돌려 어깨 움직임을 추가해 간다.

이 동작에서 제일 좋아하는 점은 얼마나 많이 움직일지와 어떤 부위를 움직일지를 조절할 수 있다는 것이다. 등의 상부만 움직이려면 팔 위치에 신경 쓰지 않아도 된다. 어깨에 집중하고 싶다면 팔을 회전시켜 추가적인 움직임을 더할 수 있다. 햄스트링과 종아리를 더하고 싶다면 한쪽 또는 양다리를 펴면 된다.

이 동작에서 두 번째로 좋아하는 점은 어디서든 할 수 있다는 것이다. 컴퓨터를 오랫동안 사용한 후에도, 넷플릭스 시즌을 끝까지 본 후에도 소파의 등받이를 사용해서, 물이 끓기를 기다리며 주방 싱크대 앞에서, 긴 시간 동안 운전한 후 자동차를 짚고, 15개 구덩이를 파고 난 후 울타리 기둥에서도 할 수 있다.

흉추 부위 스트레칭은 정말 다재다능하고 역동적이다! 마치 여러분처럼.

호흡 부위를 더 잘 움직이는 방법

Covid-19 감염이나 그 위험성 때문에 지난 몇 년 동안은 호흡과 흡입되는 산소의 양에 대해 이야기 나누기 좋은 시간이었다. 자동차를 예로 들자면, 폭풍우에 대비해서 헤드라이트와 와이퍼가 최대한 잘 작동하는지 확인해야 하는데, 때로는 폭풍우를 뚫고 운전해야 하는 상황을 예상하지 못할 때(나의 경우, 매번 뉴멕시코를 방문할 때)가 있다. 그렇기 때문에 차를 미리 보수해 두는 것이 좋다.

호흡은 주변 환경, 심리적 요인, 생화학 및 생체역학적 요소들에 의해 영향받게 된다. 이제 어떤 이야기를 하고 싶은지 감이 잡히는가?

호흡은 움직임이며, 다른 부위의 움직임에 의해 영향을 받거나 심지어 영향을 주기도 한다. 호흡의 메커니즘은 복잡하다고 여기기 쉽다. 조용한 숨쉬기, 잠자는 동안의 숨쉬기, 운동 형태에 따른 숨쉬기, 코로 숨쉬기 또는 입으로 숨쉬기 등 여러 가지의 호흡 방식이 존재하기 때문이다. 하지만 모든 호흡의 기본적인 메커니즘은 같기에 호흡을 위한 부위가 더 잘 움직여질 때 어떠한 숨쉬기이건 이로울 수 있다.

호흡에 대한 모든 것

들숨은 코(또는 입)를 통해 몸 밖의 공기를 몸 안으로 받아들여 폐로 이동시키는 것이다. 심장과 폐를 담고 있는 흉곽에 의해 둘러싸인 흉강의 압력이 낮춰져 공기가 안으로 끌어당겨지게 된다.

어떻게 해야 공기를 안으로 끌어당길 수 있을까? 흉강의 압력을 낮추기 위해서는 흉강의 부피를 키워야 한다. 흉강은 집 안의 방과 비슷하다. 어깨는 천장의 역할을 하고, 흉곽과 그 사이의 근육은 벽을 형성하며, 횡격막 근육은 바닥 역할을 한다. 흉부 '방'에서 벽, 바닥 및 천장은 유연하다. 일부 근육이 수축하면 벽이 밖으로 움직여서 흉강 내부 공간이 커지며, 이 공간이 커질수록 더 많은 산소가 흡입될 수 있다. 흉강의 아래쪽에 공간을 더 만들기 위해 횡격막을 더욱 낮출 수도 있고, 갈비뼈를 돌려 옆으로 공간을 확보할 수도 있으며, 갈비뼈를 횡격막에서

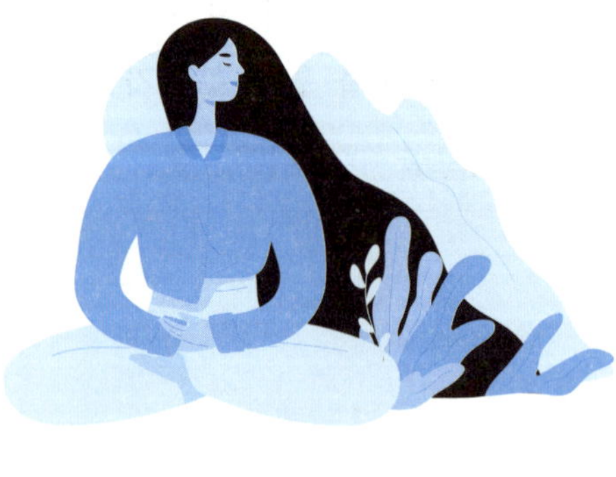

멀리 떼어 상단에 공간을 만들 수도 있다. 또는 이 세 가지를 조합하여 전체적으로 더 큰 공간을 만들 수도 있다. 필요할 때 들숨을 더 깊게 하기 위해서는 흉강을 최대로 부풀릴 수 있어야 하기에 이 흉곽의 벽을 유연하게 유지하는 것이 좋다.

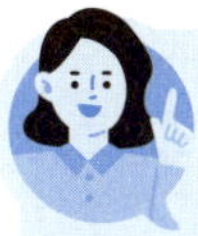

날숨을 위해서는 이 모든 걸 반대로 하면 된다. 유연한 부위들이 흉강의 부피를 줄이기 위해 움직이면 폐가 숨을 내쉬게 된다. 이러한 내쉬는 움직임은 호흡(최대로 내쉼으로써 최대로 들이마실 준비를 마치는 것)에 유용할 뿐만 아니라 강한 기침을 할 때도 유익하다.

우리의 호흡 부위도 다른 부위들처럼 사용하지 않으면 경직될 수 있다. 좀 더 격렬하게 움직이는 게 중요한 이유이기도 하다. 유산소 운동은 심장과 폐에 좋을 뿐만 아니라, 호흡 기능을 유지하고 필요에 따라 자유롭게 작동할 수 있도록 기름칠해 주는 데 도움이 된다. 호흡 부위가 녹슬면 제대로 호흡할 수 없다.

호흡 부위에는 어떤 것들이 포함될까?

공기가 직접적으로 지나가지는 않지만, 호흡 부위로는 뼈, 근육, 근막, 신경, 감각수용체 및 화학물질 등의 긴 목록이 포함될 수 있다. 하지만 기본적인 지렛대와 도르래의 역할을 하는 부위는 다음과 같다.

- 흉곽
- 개별 갈비뼈
- 각각의 갈비뼈와 상호작용하는 척추
- 각각의 갈비뼈 사이에 있는 근육(늑간근)
- 머리와 목의 일부 근육(사각근 및 흉쇄유돌근)
- 횡격막
- 복부의 근육
- 가슴, 어깨 및 팔의 근육
- 골반기저근

이 목록에 있는 각 부위는 다른 부위들의 움직임에 도움이 되거나 방해가 된다. 따라서 우리가 최대한의 산소를 이동시키기 위해 흉강을 충분히 팽창시키고 쪼그라들게 할 때, 이 모든 부위가 움직여야 한다.

그럼 이제 호흡 부위를 더 많이 움직여 보자!

호흡 운동

호흡 부위를 움직이는 간단한 방법은 다양한 호흡 운동을 즐겨 보는 것이다. 이는 앉는 자세를 다양하게 변화시켜 보는 것과 비슷하다. 어쨌든 하고 있기는 하지만 몸의 부위를 다르게 움직여 보기 위해 다양하게 시도해 볼 수 있다. 호흡 운동은 연속해서 열 번의 심호흡을 하거나 코로만 천천히 숨을 들이쉬는 것과 같이 간단한 방법일 수도 있다. 인터넷에서 호흡 운동을 찾아볼 수도 있고, 요가 호흡이나 합창단 또는 연극 연습에서 사용하는 호흡 웜 업을 떠올릴 수도 있다. 호흡에 주의를 기울이고 다양한 방식으로 호흡을 연습함으로써 여러분은 다르게 움직일 수 있을 것이다.

그러나 호흡을 돕는 부위들의 움직임이 원활하지 않으면 호흡은 항상 제한될 수밖에 없다. 즉 앉아서 호흡만 하는 운동은 한계가 있을 수밖에 없다.

횡격막/복부 이완

복부를 수축해서 쥐어짜는 습관은 복부의 내용물이 횡격막 쪽으로 압력을 가해 횡격막이 끝까지 내려가지 못하게 하기에, 숨을 들이마시는 동안 흡입할 수 있는 총 공기 용량은 감소하게 된다. 따라서 충분히 횡격막이 수축해서 내려가도록 해야 하는데, 그러려면 복강 속에 숨겨둔 복부를 풀어 내밀어야 한다. 부끄러워하지 말자. 복부는 아름답다. 특히 호흡할 수 있는 복부는!

레벨 1 앉거나 서서 복부 전체를 이완시키고, 특히 횡격막이 이완되는 감각에 주의를 기울인다. 아마도 복부가 밖으로 움직이는 것을 느낄 수 있고, 볼 수도 있을 것이다. 복부와 횡격막을 완전히 이완시켰다

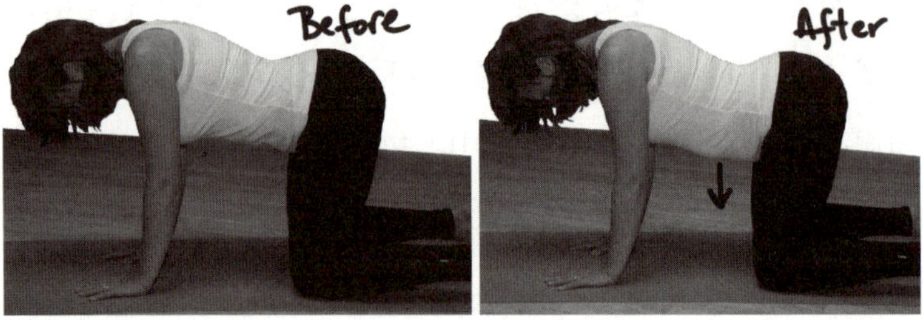

고 느꼈다면, 다시 한번 시도해 본다 — 여전히 남아 있는 긴장을 유지하고 있을 수도 있으니. 하루 종일 횡격막을 이완시키도록 스스로 상기시켜야 한다.

레벨 2 손과 무릎을 바닥에 대고 복부를 바닥 쪽으로 이완시킨다(오른쪽 그림 참조). 이 네발 기기 자세에서는 복부 내용물이 중력에 의해 아래로 당겨지므로 횡격막을 더욱 내려놓을 수 있다.

움직임에 따라 복부 근육이 움직임을 지지하기 위해 수축하는 것은 자연스러운 일이다. 전신 운동을 할 때 복부의 긴장감이 생성되는 것은 복부를 조여서 생성되는 긴장감과는 다르다. 두 가지 모두 연습하여 그 차이를 알아차릴 수 있도록 한다. 복부를 조이는 동작이 어떤 느낌인지 알게 되면, 움직일 때에도 횡격막이 움직이도록 복부를 조이는 습관을 끊을 수 있다.

흉곽의 움직임으로부터 팔 움직임을 분리하는 동작들

플로어 엔젤

이 부드러운 동작은 어깨와 가슴 부위를 움직이게 하며 길어지게 한다.

볼스터나 베개를 쌓고 등을 대고 눕는데, 등 상부는 높게, 흉곽 아래쪽은 바닥을 향해 낮게 한다. 팔을 옆으로 뻗어 손등이 바닥에 닿도록 하되, 팔꿈치는 약간 구부린다. 가슴이 이 스트레칭을 감당하게 되면, 천천히 팔을 외회전시킨다. 이렇게 하면 팔꿈치가 천장 방향으로 올라가고 엄지손가락이 바닥을 향하게 된다. 그런 다음 '스노우 엔젤' 동작을 수행한다. 팔을 바닥을 따라 (또는 할 수 있는 만큼 낮게) 머리 쪽으로 움직인 후 엉덩이 쪽

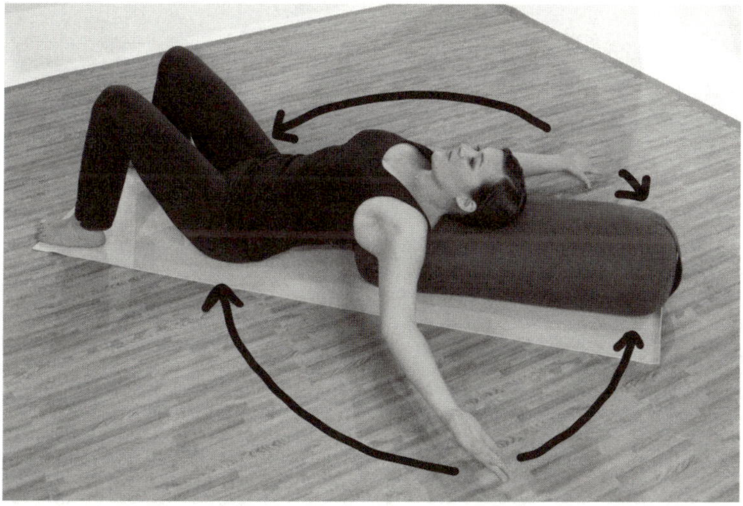

으로 다시 내려온다. 이렇게 팔을 움직이는 동작을 10회에서 20회 정도 반복한다.

주의 이 동작을 수행할 때 팔을 어느 방향으로 돌리든 같은 동작이 나올 수 있으니 혹시 반대로 움직이는지 확인한다.

흉추 부위 스트레칭

대부분의 시간 동안 팔을 옆으로 내려놓은 채 보내는가? 이 스트레칭은 팔의 움직임을 다양하게 시작하는 좋은 방법이다.

의자 뒷면, 카운터, 책상 또는 벽에 손을 둔다. 손을 둔 채로

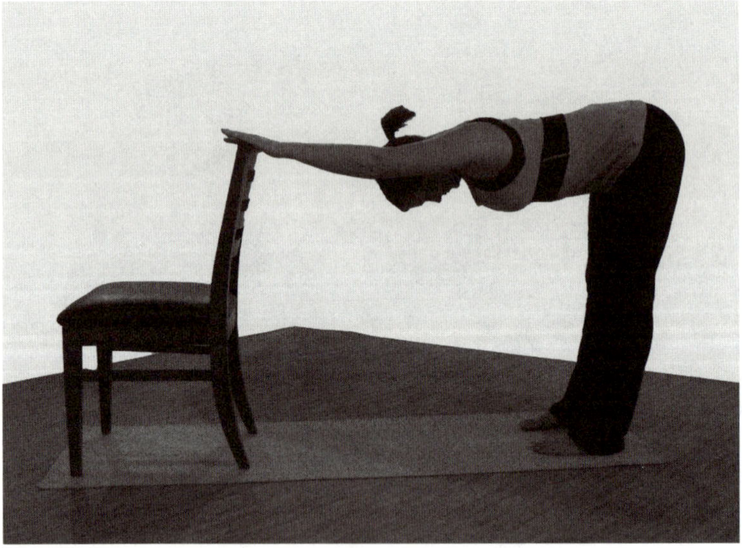

뒤로 걸어가서 가슴을 바닥 쪽으로 내린다. 발을 골반 너비만큼 벌리고 앞을 향해 서서, 엉덩이를 발목보다 더 뒤로 물러나게 한다. 뻣뻣한 햄스트링 근육군이 상체 근육 스트레칭하는 것을 방해하지 않도록 무릎을 구부릴 수도 있고, 다리를 펴서 햄스트링과 종아리까지 스트레칭할 수도 있다. 이 동작을 몇 번 수행한 후 팔꿈치를 바닥 쪽으로 돌려 어깨의 움직임을 더 추가할 수 있다.

웨이트 풀오버

이 동작은 어깨를 움직이는 동안 복부가 전체 흉곽을 안정시키도록 돕는다(이는 호흡에도 좋다).

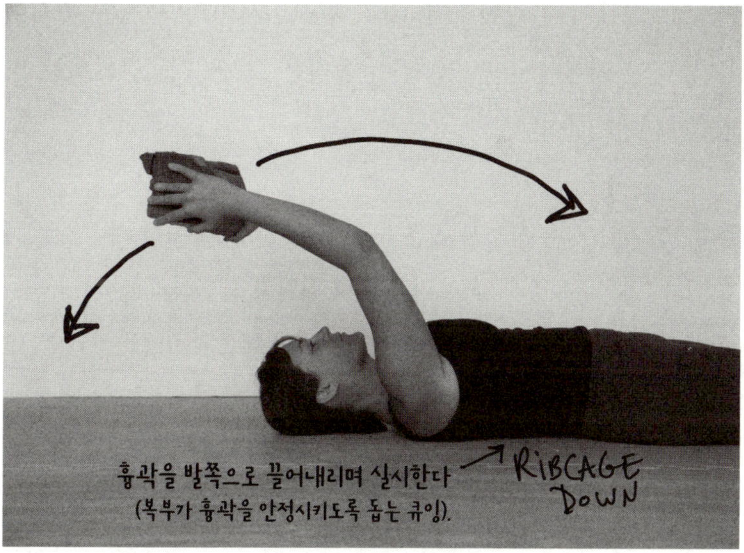

머리와 어깨를 필요에 따라 담요로 받쳐 주고 등을 대고 누워 다리를 뻗는다. 장작 사이즈의 나무토막(물병 또는 무게가 나가는 물건 아무거나)의 끝을 잡고 팔꿈치를 서로 가까이 모아 준다(어깨가 뻣뻣할 경우 팔꿈치가 자꾸 옆으로 튀어 나가려 할 것이다).

흉곽의 아랫부분이 들리지 않도록 유지하면서, 통나무를 머리 위로 넘겨서 내린다. 흉곽이 천장 쪽으로 올라가지 않게끔 할 수 있는 한도 내에서만 움직인다. 그런 다음 통나무를 시작 위치로 다시 가져온다. 이를 15~20회 반복한다.

늑간근 활성화하기

주로 복부 주변만 부풀리며 호흡하거나 (횡격막을 아래로 떨어뜨려) 상체가 긴장된다면, 갈비뼈 사이사이의 근육은 움직이는 능력을 잃어버릴 수 있다. 이 동작은 그 근육을 강화하는 방법을 배우는 것이다.

준비 앉거나 서서 신축성 있는 저항 밴드(탄성 밴드)나 타이즈를 가슴 근육 아래나 유방 아래(브라 끈이나 심박수 모니터의 높이)에 묶는다. 이 동작을 할 때 코로 숨을 들이마시도록 해본다.

숨을 들이마시는 동안 흉곽의 둘레를 확장하려고 노력하며, 탄성 밴드가 갈비뼈에 가하는 압력을 느낀다. 숨을 거의 다 들이마셨는데도 느낌이 오지 않는다면, 밴드를 조금 더 조이고 다시 시도해 본다.

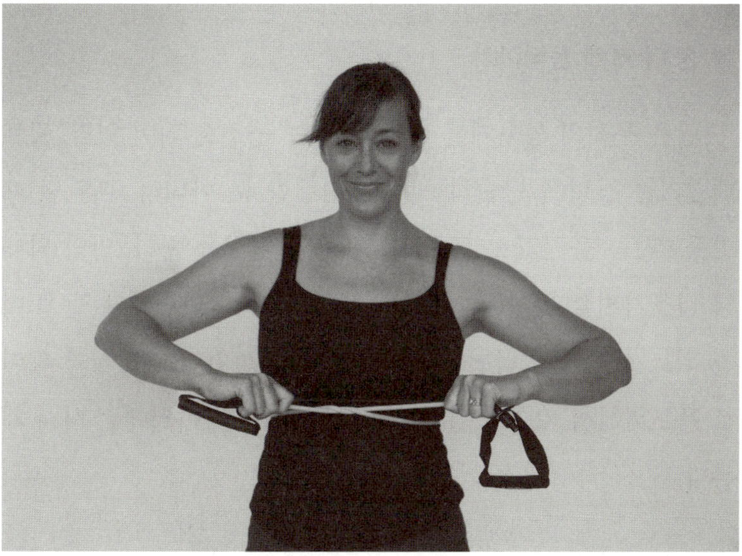

숨을 내쉬는 동안 흉곽의 둘레를 줄이려고 하면 안쪽으로 끌어당겨지면서 탄성 밴드의 저항이 줄어든다. 매번 내쉴 때마다 최대한 갈비뼈를 안쪽으로 당긴다.

숨을 내쉴 때마다, 갈비뼈 사이의 근육과 복부 전체의 근육이 작동하는 것을 점점 느낄 수 있을 것이다. 탄성 밴드의 도움으로 이러한 근육들을 찾아 사용하는 법을 내 몸에 알려 주는 것이지만, 한번 근육들의 운동기술motor skill을 익히게 되면 밴드의 촉각적 도움 없이도 이 운동을 할 수 있게 된다.

좀 더 크게 움직이기

팔은 우리의 몸무게를 버틸 수 있는 구조로 되어 있다. 팔로 매달리는 능력은 단순히 체력을 단련할 뿐 아니라, 매달릴 때 만들어지는 움직임으로 호흡 부위에도 영향을 준다. 만약 막대나 나뭇가지를 찾아서 시도하기에 어렵다면, 간단하게 팔을 머리 위로 뻗어 연습하면 된다. 이미 흉추 부위 스트레칭과 웨이트 풀오버에서 비슷한 팔 동작을 연습했지만, 이번에는 서서 해본다.

문턱까지 뻗어 보기

문턱을 지날 때마다 팔을 위로 올려 벽을 만질 수 있을 때까지 뻗어 보는데, 흉곽은 중립 상태로 끌어내려 준다. 팔을 펴서 더 늘리기 위해 뻗어 보지만, 갈비뼈를 내리는 데 집중하는 것이 무엇보다 중요하다.

문턱 상단에 닿지 못한다면, 한 번에 한 팔씩 문턱 상단까지 뻗어 본다. 갈비뼈는 끌어내리고.

자세

상체를 전체적으로 어떻게 유지하느냐에 따라 호흡 부위 근육들의 지레팔에 영향을 준다. 너무나도 중요한 '자세'를 마지막에 다루는 이유는 위에서 설명한 모든 동작을 즐기지 못하고 자세가 완벽해질 때까지 기다리지 않기를 바랐기 때문이다. 먼저 위에 언급한 움직임을 시작한 다음, 흉곽의 정렬을 유지하면서 동작을 수행한다(25~30쪽 참조).

호흡 유지하기

호흡은 가장 중요한 움직임이다. 몸이 건강할 때는 어떤 저항에도 불구하고 충분히 잘 호흡할 수 있다. 그러나 우리가 힘든 상황에 처해 더 많은 호흡량이 필요할 때를 대비해서 호흡을 어렵게 만드는 저항 요소를 찾아내는 것은 가치가 있다.

새로운 방법으로 호흡할 때, 몸의 새로운(또는 경직된) 부분이 형태를 바꾸도록 자극받게 되어 호흡이 어려워질 수 있다. 경직된 부위 때문에 호흡량이 줄어든다고 느낄 수 있기 때문이다.

어떤 운동이든 첫 번째 단계는 호흡을 유지하는 것이다. 따라서 만약 호흡하는 데 어려움이 느껴진다면, 예를 들어 횡격막을 완전히 이완시키려고 할 때나 갈비뼈를 움직이려고 할 때, 편안한 호흡이 가능한 자세로 돌아가도록 한다. 그런 다음 같은 동작을 더 작은 범위로 다시 시도해 본다. 흉곽을 완전히 내리지 말고, 일부만 내리는 것도 좋다. 혹은 지금은 횡격막 이완을 일부만 시도하고 다른 모든 동작을 한동안 연습한 후, 다시 돌아와서 좀 더 이완된 횡격막으로 모든 동작을 시도해 본다.

개인 트레이너보다 더 나은 벽

벽은 우리가 동작과 몸의 자세를 객관적으로 측정하는 데 사용할 수 있는 매우 간단한 도구 중 하나이다. 벽은 많은 것을 드러내기 때문에 가르칠 때 많이 사용한다. 벽의 도움을 받는 움직임은 특히 어깨, 갈비뼈 및 허리의 움직임을 개선하여 호흡을 더욱 원활하게 도울 수 있다.

사이드 밴드

일단, 본인이 서던 자세로 바르게 선다. 팔을 머리 위로 뻗어 손을 잡고, 허리 부위에서 몸을 옆으로 구부린다. 엉덩이가 옆으로 튀어나오지 않도록 한다. 엉덩이는 정확히 발 위에 고정되어 있도록 한다.

좋은 느낌인가? 허리, 갈비뼈 또는 어깨에 어떤 경직된 부분이 느껴지는가? 좋다면 계속 연습한다.

이제 벽에 붙어 선다. 엉덩이(골반을 뒤로 기울이지 않는다!), 등 중간 부분(브래지어 끈 위치), 그리고 뒤통수가 모두 벽에 닿도록 자세를 잡는다.

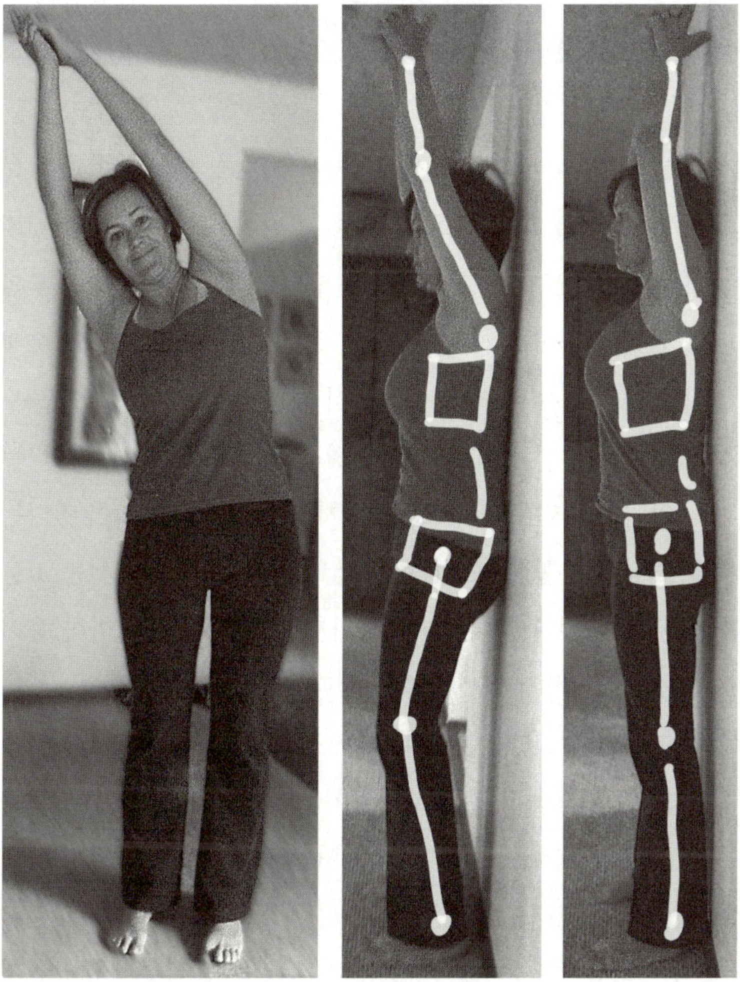

주의 등 상부에 큰 만곡(흉추 후만)이 있는 경우, 머리와 등 중간 부분을 동시에 벽에 대기는 어려울 수 있다. 그럴 땐 일단 등 중간 부분만 벽에 대도록 한다.

이렇게 몸을 벽에 붙인 상태에서는 처음의 동작보다 팔을 더 높이 들 수 없을 수도 있다. 아마도 "이전엔 어떻게 팔이 그렇게 높이 올라갔지?"라고 궁금해할 수 있다. 우리는 종종 허리 부위에 만곡을 만들어 머리 위로 팔을 들게 된다. 어깨 관절의 움직임이 제한된 경우, 허리를 움직여서 제한된 어깨의 움직임을 보상하기 때문이다. 경직된 어깨가 허리에 영향을 미칠 수 있다는 것을 알아차리지 못할 수 있다. 심지어 어깨가 경직되어 있다는 것을 깨닫지 못할 수도 있다. 실제로, 첫 번째 동작에서는 팔을 머리 위로 올릴 때 다른 신체 부위들이 그를 위해 얼마나 움직여졌는지 인식하지 못했을 수도 있다.

이제 벽을 이용하여 사이드 밴드 동작을 해보자. 이 동작을 할 때 벽을 이용해서 몸의 부위들이 제자리에 위치할 수 있도록 한다. 동작을 위해 정렬된 상태와 처음에 생각했던 정렬된 상태를 비교해 본다.

벽은 어떤 부위가 움직이고 어떤 부위는 움직이지 않았는지 알아차리는 데 매우 도움이 된다. 우리는 움직이지 않는 부위를 파악할 수 있어야 한다. 왜냐하면 그런 부위들이 우리의 관심을 가장 필요로 하는 부위들이기 때문이다. 바닥, 벽, 직선 가장자리, 정렬 표시와 같은 도구는 우리가 느끼기 어려워 나중에 문제가 생길 수 있는 부위들을 드러낸다.

우리가 의식하지 못하는 비틀리고, 밀리고, 구부러진 부위를 발견해야 하는 실용적인 이유가 있다. 수백만 번의 작은 움직임과 함께 여러 해가 지나게 되면, 이러한 미묘한 움직임 습관은 특정 부위를 과도하게 사용하거나 긴장시켜, 불편감이나 손상을 초래할 수도 있다. 움직이는 방식에 대한 알아차림은 이러한 습관을 바꾸는 데 있어서 핵심이다. 개인적으로, 신체 정렬 연습을 통해 얻는 알아차림은 영적인 측면도 있다고 생각한다. 이는 마음의 나로부터 떨어져 있는 신체의 나와 연결하는 데 도움이 된다.

토마스 머튼은 이런 말을 했다. “만약 우리가 나와 나를 분리하는 심연을 건널 수 없다면, 우리가 달에 간들 얻을 수 있는 것은 무엇이 있을까? 이것은 모든 탐험의 핵심 중 가장 중요한 것이며, 이것 없이 나머지는 쓸모없을 뿐만 아니라 파괴적이다.”

3

어깨, 팔, 손

your Shoulders, Arms, and Hands

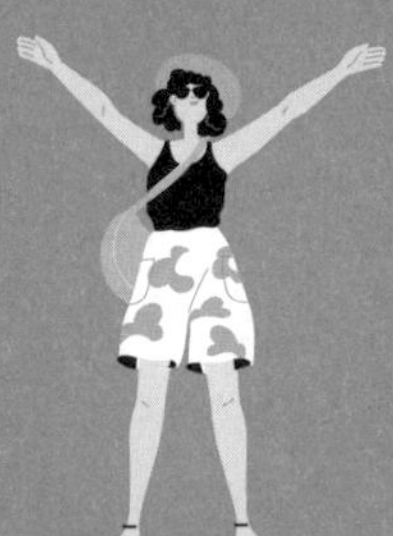

“

여러분이 다음의 내용을 알아차리고 삶에 적용하기를 바란다. 1) 하루에 자신이 팔을 얼마나 적게 움직이는지, 2) 팔이 움직일 때 얼마나 작은 범위로 움직이는지. 우리 모두는 매일매일 팔의 모든 움직임을 사용할 수 있어야 한다. 좀 더 구체적으로, 우리 대부분은 팔을 머리 위로 올리는 동작이 정말로 필요하다.

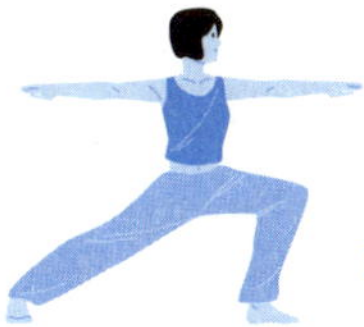

팔의 미묘한 움직임

양팔을 벌려 T자 모양을 만든다. 손바닥이 위를 향하게 한 후 다시 아래를 향하게 한다. 이제 손바닥을 어떻게 위 아래로 뒤집는지를 살펴본다. 이 책에서는 움직임의 미묘한 차이와 그것이 왜 중요한가에 대해 다루었다. 이 경우에는, 손바닥을 위아래로 뒤집는 방법이 중요하게 되는데, 왜냐하면 손바닥을 팔꿈치를 써서 뒤집을 수도 있고(회내, 회외), 어깨를 써서 뒤집을 수도 있기 때문이다(외회전, 내회전).

방법을 생각해 보지 않았을 때에는 어떻게 손바닥을 뒤집었는가? 이제 두 가지 방법이 있다는 걸 알게 된 여러분은 손바닥을 뒤집을 때 팔꿈치를 사용하는 것과 어깨를 사용하는 것 둘 다 가능한가? 어느 쪽이 더 어려운가? 어느 쪽이 더 연습이 필요한가?

손바닥을 위아래로 뒤집는 것과 같이, 하나의 움직임을 몸의 다른 부위를 써서 다른 방법으로 만드는 경우는 많다. 여기서 알 수 있는 것은, 우리가 신체를 움직일 때 하나의 방법에만 의존한다면(예를 들어, 손바닥을 뒤집을 때 팔꿈치만 사용하는 것), 다른 쪽은 그 기능을 잃는다는 것이다(예를 들어, 팔의 내회전, 외회전을 만드는 회전근개 근육들이 뻣뻣해지고, 약해지고 팔을 잘 돌리지 못하게 될 것이다). 관절에서 어떤 움직임들이 가능한지 알게 되었다면, 그 움직임들을 모두 연습해 보자. 마치 치과의사가 "오래 갖고 싶은 치아만 치실하시면 돼요~."라고 하는 것처럼 여러분이 가지고 싶은 움직임만 연습하면 된다. 전부 해야 한다는 말이다.

외회전이 불가능할 때

우리의 일상생활은 신체 부위들을 계속 움직이게 하는 역할을 할 뿐 아니라, 신체 부위들이 어떻게 움직이는지 체크하는 용도로도 아주 좋다.

바퀴 달린 여행 가방을 끌거나, 수레를 끌거나, 쓰레기를 버리기 위해서 뒤로 손을 뻗을 때 다음과 같은 동작을 테스트해 볼 수 있다. 손잡이를 잡으려고 손을 뒤로 뻗을 때, 윗팔이 안쪽으로 돌아가서 손바닥이 위를 보게 하는가?(왼쪽 그림) 아니면,

윗팔이 바깥쪽으로 돌아가서 손바닥이 아래쪽을 보게 되는가? (오른쪽 그림)

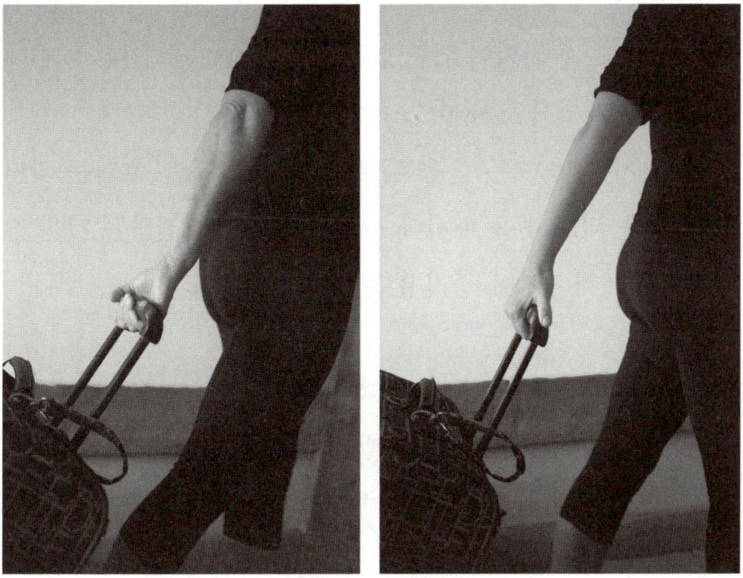

컴퓨터를 사용하고, 차를 운전하고, 의자에 앉아 있을 때와 같이 손바닥을 아래로 향하게 한 채 보내는 시간이 얼마나 되는지 생각해 보자. 자주 그런가? 대부분의 시간을 그렇게 보내는가? 만약 그렇다면, 몸은 자주하는 동작에 더 익숙해지는 경향이 있어서 다른 동작들은 점점 잘 못하게 된다.

어깨가 뻣뻣할 때에는 팔을 내회전시키면서 손바닥이 위를 보게 하고 뒤로 손을 뻗는 것이 (그때에는) 더 쉬울 것이다. 왜 그럴까? 어깨가 앞으로 튀어나오는 습관으로 굳어 버린 어깨는 이렇게 팔을 내회전시켜 뒤로 뻗는 방식이 굳은 부분을 억지로 늘리지 않아도 되기 때문이다.

손바닥이 앞을 향한 상태(어깨는 외회전된 상태)에서 팔을 뒤로 뻗어 보고, 손바닥이 뒤를 향한 상태(어깨는 내회전된 상태)에서 팔을 뒤로 뻗어 보자. 어느 쪽이 더 쉬운가?

두 가지 방법 모두 손을 뒤로 뻗을 수 있지만, 효과는 같지 않다. 팔을 뒤로 뻗을 때마다 항상 어깨를 내회전하는 것은 장기적으로 어깨 관절에 좋지 않은 영향을 미친다.

동작 개선하기 팔을 뒤로 뻗을 때 항상 내회전으로 돌리는 습관이 있다는 걸 알았다면, 조금 천천히 움직여서 팔이 다른 방법으로 움직이도록 해보자. 뒤에 있는 물건을 잡을 때, 엄지손가락을 엉덩이에서 멀어지게 바깥쪽으로 돌리며 뒤로 뻗어 보아라. 이렇게 하면 가슴과 어깨를 좀 더 늘릴 수 있다. 처음에는 힘들 수 있지만, 이것이 스트레칭을 하는 올바른 방법이다.

핸드폰 보느라 지친 손을 위한 다섯 가지 스트레칭 방법

그 어느 때보다 핸드폰을 많이 사용하고 있다고 생각하는 사람은 손을 한번 들어 보자. 이때 들어올린 손이 핸드폰을 쥐고 있는가? 그렇다면 이 스트레칭은 바로 여러분을 위한 것이다.

상체가 이미 길들여져 버린 핸드폰을 꽉 움켜쥐는 동작이나 검지손가락 스와이프와는 다르게 손을 점점 더 많이 움직이게 하는 다섯 가지 동작이 여기 있다. 보너스와 같은 이 동작들을 하려면 핸드폰을 내려놓아야 한다.

첫째, 엄지손가락 스트레칭하기. 오른손으로 느슨하게 주먹을 쥐고, 엄지손가락이 위를 향하도록 한다. 왼손으로 엄지손가락을 최대한 많이 아래쪽에서부터 잡고, 추억의 오락기 조이스틱을 움직이듯 몸쪽을 향해 천천히 당겼다가 다양한 각도로 이리저리 움직인다. 80년대 아이들처럼 "피유피유" 소리를 낼 필요는 없다.

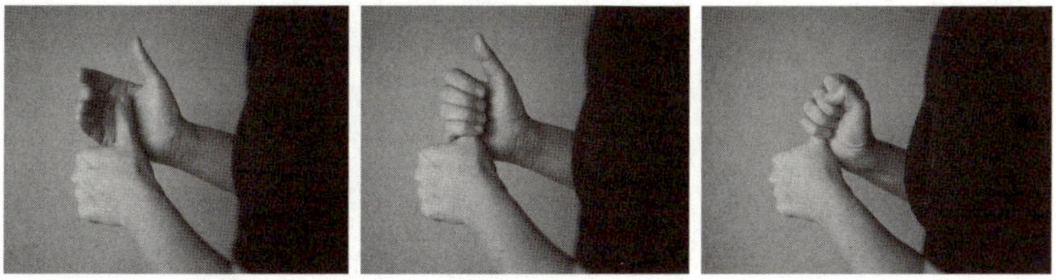

둘째, 손목 스트레칭하기. 어깨를 아래로 내리고 긴장을 푼 다음, 엄지손가락을 포함해 손등이 맞닿도록 한다. 그대로 허리 높이까지 손을 내린다. 그 상태로 멈춰 있거나 천천히 손을 몸 앞에서 위아래로, 또 오른쪽 왼쪽으로 움직여 본다. 엄지손가락은 계속 붙어 있어야 한다!

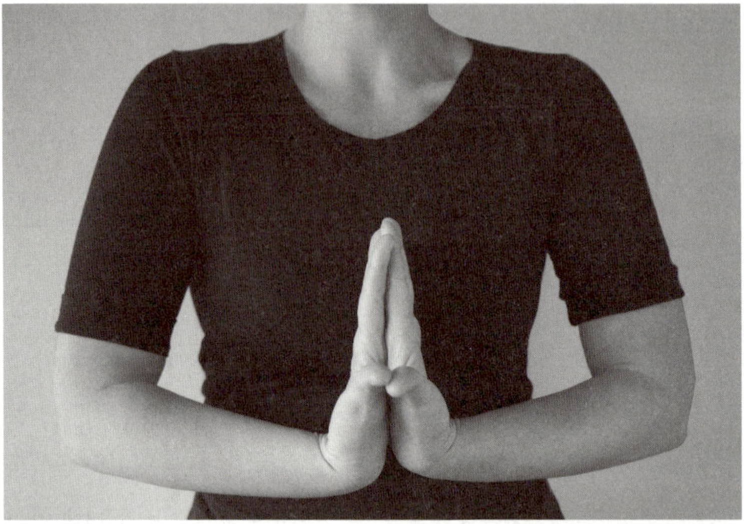

셋째, 어깨와 등 스트레칭하기. 양손으로 벽을 짚고, 뒤로 걸어가서 엉덩이를 뺀 다음, 가슴을 바닥 쪽으로 내려 상체의 기능을 총 점검해 본다. 이 동작은 내가 매우 좋아하는 운동 중 하나이다.

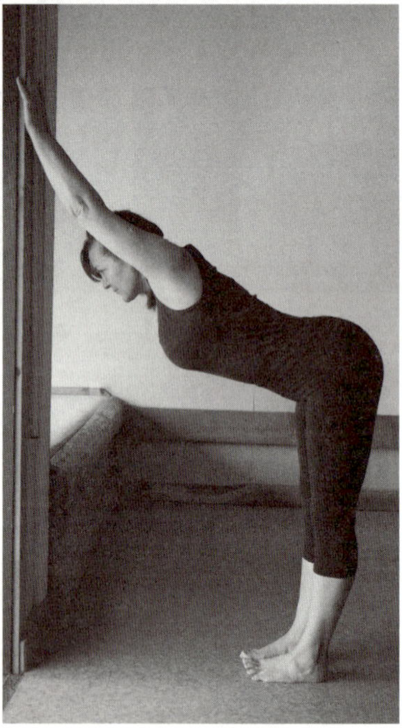

넷째, 신경 스트레칭하기. 맞다. 신경 또한 가동 범위만큼 움직여 주어야 한다! 양팔을 벌려 T자 모양이 되게 하고, 손으로 '멈춤' 동작을 취한다. 손가락을

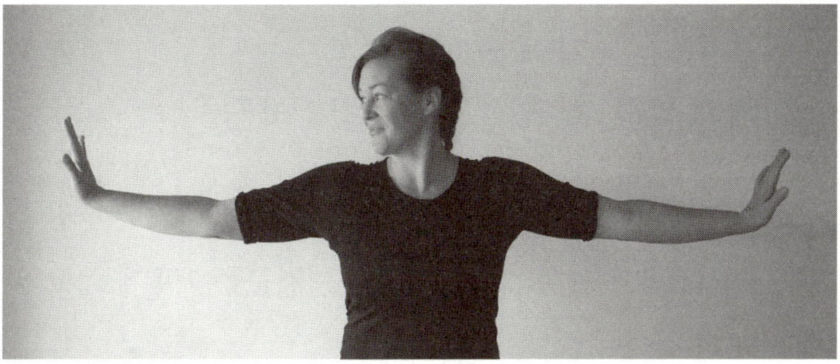

사이사이가 멀어지도록 벌리면서, 천천히 손가락 끝이 머리 쪽을 향하도록 당긴다. 가운데 손가락은 위를 향하고, 엄지손가락은 앞을 향하며 팔꿈치는 약간 바닥 쪽으로 구부린 상태를 유지한다. 손가락을 몸의 중심선 방향으로 당길 때 위팔뼈는 몸에서부터 멀리 뻗어 낸다고 생각하자.

마지막은 헤드 램프 동작이다. 수평선에 시선을 두고, 턱이나 가슴은 들어올리지 않은 채, 머리를 뒤쪽 벽을 향해서 밀어 들어올린다. 이 간단한 수정 동작은 목을 길게 늘려서 척추 사이의 압박력을 즉시 줄이고, 머리와 목, 상체의 작은 근육들을 스트레칭하며, 키도 크게 해준다. 화면에서 얼굴을 멀어지게 하자!

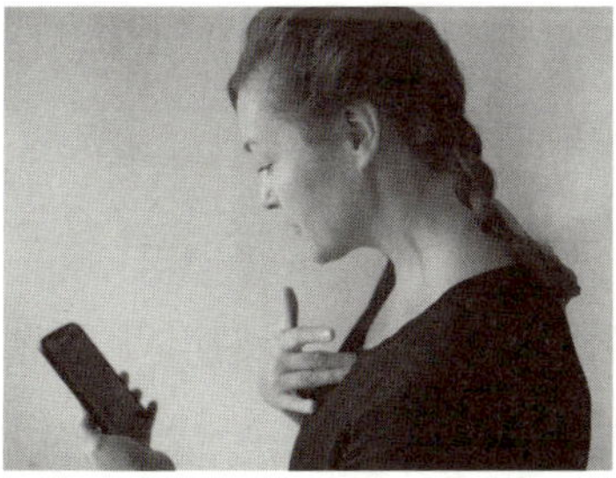

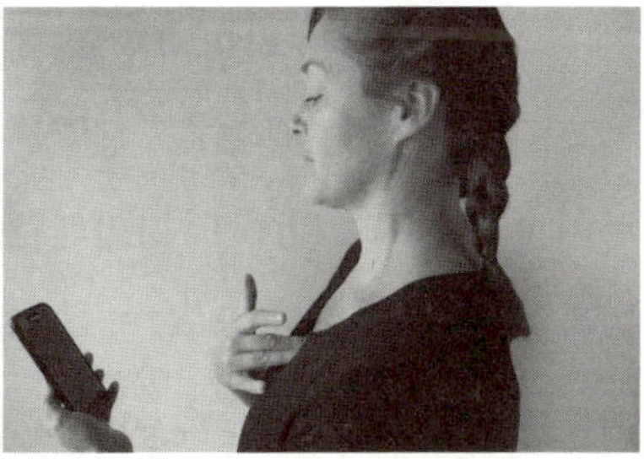

아름다운 봄날에는
시계추처럼, 팔을 흔들며 걸어 보자

봄철 서머타임이 되면, 시계를 앞으로 돌려 낮에 한 시간 더 해를 볼 시간을 얻는다. 그 한 시간을 여러분은 어떻게 쓰고 있는가? 나는 걷는다.

밖에서 걷는 시간이 늘어나면서, 사람들의 걷는 모습도 더 많이 관찰하게 된다. 보행 패턴은 단순히 다리의 움직임 그 이상이다. 걸을 때 팔을 움직이는 방식을 보면 어깨와 척추를 대체로 어떻게 움직이는지 파악하기 쉽다. 걸을 때, 어떤 사람은 팔을 아예 움직이지 않는가 하면, 어떤 이는 팔을 앞뒤가 아니라 좌우로 흔들면서 걷고, 또 어떤 사람은 한 팔만 흔들며 다른 팔은 그저 매단 채 걷기도 한다.

왜 우리는 팔을 흔들면서 걷는 걸까?

걸을 때 팔을 움직이는 방식이 중요한 이유는, 팔의 움직임이 몸통과 척추를 안정화하는 데 도움을 주기 때문이다. 무언가 들고 있을 때를 제외하고, 걷거나 뛸 때 팔은 다리와 상호 작용하며 움직인다. 왼쪽 다리가 뒤로 움직일 때, 오른팔의 뒤쪽 근육들이 수축해서 팔을 뒤로 보낸다. 그다음엔 오른다리와 왼팔이 뒤로 가며 반복, 반복, 반복된다. 몸통 뒤로 움직인 팔은 그다

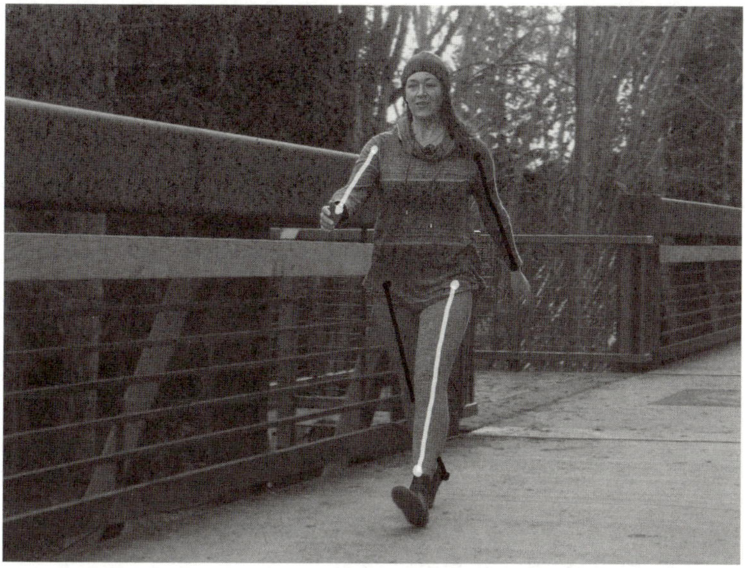

음 주기를 준비하기 위해 이완되고 앞으로 움직인다(그렇게 많은 힘이 들어가지는 않는다). 지금 설명한 움직임은 평지에서의 상황이다. 오르막길, 내리막길, 매우 빠르거나 매우 느린 상황에서 팔은 다른 움직임을 보인다.

우리가 평지를 걸을 때, 앞으로 나아가는 움직임은 이상적으로 지지다리를 뒤로 밀어내는 것에 의해 추진된다(다리를 몸 앞쪽으로 들어서 앞으로 넘어지는 힘에 의해 추진되는 것은 다른 이야기인데, 이건 뒤에서 다루도록 하겠다). 다리는 무겁기 때문에 왼다리가 뒤로 빠르게 움직인다면 몸통 전체가 왼다리를 따라 왼쪽으로 회전할 수 있다. 하지만 다행스럽게도, 다리의 움직임은 반대쪽 팔과 함께 자연스럽게 균형을 맞추게 된다. 왼다리가 뒤로 빠르게 움직이면, 오른팔 또한 뒤로 빠르게 움직이게 된다. 이는 회전하려는 힘을 상쇄시킴으로써 왔다갔다 비틀리지 않고 앞으로 똑바로 걷도록 도와준다. 이렇게 팔이 균형을 잡는 동작을 상호 팔 흔들기reciprocal arm swing라고 한다.

팔을 뒤로 당기는 동작은 척추의 과사용을 막을 뿐 아니라, 위팔의 뒤쪽 근육들을 단련하는 데도 좋다. 얼마나 멋진가! 만약 여러분이 삼두운동을 2kg 무게로 12회 3세트 했을 때 효과적이라고 느끼는 사람이라면, 상호 팔 흔들기의 효과를 기대해도 좋다.

근력, 가동성, 협응력 훈련을 위한 걷기 습관이 되면 좋을 팔 운동법

- 선 자세에서 양팔을 몸 옆에 늘어뜨린다.
- 엉덩이와 어깨를 비틀지 않으면서, 오른팔을 뒤로 들어 얼마나 높이 올라가는지 본다. 그 자세에서 3초간 멈추었다가 팔을 떨어뜨려 자연스럽게 앞으로 흔들리게 둔다.
- 왼쪽 팔도 같은 동작을 반복한다.

이 움직임을 20~30회 반복하고, 두 팔을 같은 방향으로 동시에 움직이기도 해보고, 두 팔이 반대 방향으로 움직이게도 해본다. 이 동작의 핵심은 팔을 뒤로 보낼 때에는 힘을 쓰고, 앞으로 떨어뜨릴 때에는 힘을 빼는 것이다.

걸을 때 팔을 일부러 들어올리며 걷는다면?

우리는 평소에 너무 안 움직이기 때문에, 운동할 기회가 생기면 정말 빡세게 하고 싶어한다. 걸을 때 덤벨이나 생수병을 드는 것도 아마 이런 이유에서 일 것이다. 그러면 경보 선수들처럼 팔을 구부린 채 앞으로 들어 올리며 걷는 것은 어떨까? 이렇게 변화된 상호 팔 흔들기는 균형을 잡는 데 어떤 영향을 미칠까? 걸을 때 다리의 움직임과의 균형을 위해 자연스럽게 팔이 뒤로 가지 못한다면, 척추 주변 근육들은 몸통이 비틀어지는 것을 막기 위해 잔뜩 긴장하게 될 것이다. 그렇기 때문에, 걷기를 하고 나서 목이나 등에 통증이 생겼다면, 팔의 움직임을 다시 생각해 보자!

만약 팔 운동을 위해 무게 있는 것을 들고 걷는다면, 특히 운동도 거의 안 하는 팔뚝살 부위을 위해서라면, 라푼젤아, 라푼젤

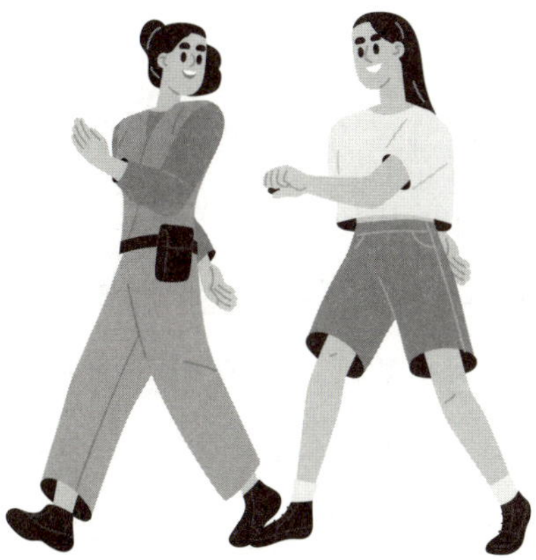

아, (머리카락 대신) 그 팔을 내려다오! 걸을 때 허리와 옆구리에 긴장이 많이 들어간다면, 팔의 긴장을 풀고 자연스럽게 흔들리도록 해보자(다리의 움직임에 대해 팔이 제 역할을 하지 않으면 척추를 안정화하기위해 몸통이 잔뜩 긴장하게 되기 때문이다).

팔을 잘 흔들면 매일매일의 걷기가 완전히 바뀔 것이다. 봄철 서머타임으로 시간은 앞으로 당겼을지 몰라도 팔은 앞으로 당겨서는 안 된다. 다만, 내리막길을 걷는다면 이야기가 또 달라질 수는 있다.

매달릴 공간 확보하기

잠깐 질문: 지금 여러분의 팔은 어디에 놓여 있는가? 몸통 옆으로 내리고 있나? 팔을 내린 채로 얼마나 많은 시간을 보내고 있나? 정기적으로 전신 운동(걷기, 싸이클, 러닝, 줌바 등등)을 한다고 해도, 운동 중 팔을 어떻게 움직이고 있는가? 팔을 많이 움직이는가? 정확히 어느 방향으로 움직이는가?

질문이 너무 많아서 미안하다.

나는 여러분이 다음의 내용을 알아차리고 삶에 적용하기를 바란다. 1) 하루에 여러분이 팔을 얼마나 적게 움직이는지, 그리고 2) 팔이 움직일 때 얼마나 작은 범위로 움직이는지. 우리 모두는 매일매일 팔 전체를 많이 움직일 수 있어야 한다. 좀 더 구체적으로, 우리에겐 팔을 머리 위로 올리는 동작이 정말로 필요하다. 아니 그러지 말고, 지금 당장 잠깐 책 읽기를 쉬고 팔을 옆으로 쭉 뻗은 다음 머리 위로 들어 보자. 기다리고 있겠다.

팔을 평소와 조금 다르게 움직여 보았다면, 이 움직임을 직장에서, 학교에서 그리고 집에서 자주 떠올릴 수 있는 방법을 고민해 보자.

우리가 평소에 대부분의 시간을 보내는 장소에서는 팔을 많이 움직이지 않는다. 이제 팔을 더 움직이고 싶다는 생각이 들었다면, 팔을 더 움직이도록 자극하는 환경이 필요하다. 그다음 할 일은 공간 창출하기이다. 팔을 더 움직이고 싶다면, 나는 '매달릴 공간hanging station'을 만들 것을 강력 추천한다.

매달릴 공간은 매달릴 수 있는 봉(또는 나뭇가지 또는 아무것이든)이 있는 집 안 또는 마당 같은 장소가 될 수 있다. 여기서 팔을 좀 더 자주 움직일 수 있게 만드는 팁은, 매달리기 위해 일부러 찾아가야 하는 곳보다는 자주 드나드는 욕실이나 주방 문 같은 곳에 풀업 바를 설치하는 것이다.

매달리기를 도와줄 수 있는 도구 목록

- 문틀 풀업 바
- 링(플라스틱이나 나무로 된 것)
- 독립형 풀업 바
- 수평으로 매달릴 수 있는 튼튼한 사다리

- 튼튼한 나뭇가지
- 서스펜션 트레이너(예: TRX)
- 암벽 등반가용 손가락 근력 훈련 보드

주의 여러분과 여러분 가족들이 매달릴 장비를 설치하기 위해서는 특정한 지식이 필요할 수 있다. 조립식 제품들은 대개 설명서와 같이 오지만, 손수 제작할 때에는 지역 기술자 또는 목수들에게 도움을 요청해 안전하게 제작 및 설치하도록 하자.

뻗기 공간reaching station을 만드는 것도 아주 좋다. 여러분은 아마도 집 전체를 '영장류 서식지'처럼 만들고 싶지는 않을 것이다(후후, 이미 영장류 서식지 맞긴 하지만). 그래서 매달릴 장소나 기구를 위해 공간을 마련하는 것 대신에 아주 세련된 첨단과학 기술 도구를 문마다 설치해서 뻗기 공간을 세팅할 수 있다. 포스트 잇이 그것이다! 포스트 잇은 팔을 더 움직이도록 상기시킬 때에도 유용할 뿐 아니라 매달리기를 위한 준비 단계로도 훌륭하다.

나는 포스트 잇 붙이기를 사랑한다. 본질적으로 이건 '시간여행'의 한 형태이다. 현재의 내가 미래의 나에게 단서를 남기고, 현재의 나는 과거의 내가 보내온 매일매일의 지시사항을 전달받는다. 정말 신나지 않는가? 여러분은 언제나 SF 소설의 주연을 맡기를 원했을 것이다(아니면, 나만 그랬던 건가?). 이제 그렇게 될 수 있다.

자주 지나다니는 문에 포스트 잇을 붙여, 미래의 내가 그 곳을 지날 때 팔을 쭉 뻗어 들어올리도록 메시지를 보내라. 환경을 바꾸는 데 많은 돈과 시간을 쓸 필요는 없다. 작은 변화를 만드는 약간의 자극만 줄 수 있으면 된다.

주의 여러분의 서식지가 아이들이 방문하거나 살고 있는 곳이라면, 아이들의 팔이 닿을 수 있는 높이의 매달리기 도구도 있으면 좋을 것이다!

과가동성 Hypermobility

히포크라테스가 스키타이인들이 활과 화살을 잘 쏠 수 없었던 이유에 대해서 쓴 글에서 처음으로 과가동성에 대한 개념을 언급한 것으로 알려져 있다고 대학에서 배웠다. 어느 날 호기심이 생겨서 히포크라테스의 글을 읽어 보았지만, 히포크라테스가 그런 말을 했는지 명확하지는 않았다. 정확하게 알고 있는 사람이 누가 있을까? 내가 아는 건 (아마도) 과도한 관절의 움직임을 설명하는 데 사용되는 용어인 과가동성hypermobility, 관절이완joint laxity, 유연성flexibility 같은 단어들이 각각 다른 의미임에도 불구하고 혼동되어 쓰인다는 것이다.

유연성flexibility이란 일반적으로 근육이 가동 범위 내에서 움직일 수 있는 능력을 가리키고, 가동성mobility이란 관절이 가동 범위 내에서 움직일 수 있는 능력을 의미하며, 과가동성hyper mobility이란 정상 범위를 넘어서 움직이는 관절의 상태를 말한다.

신체의 모든 관절에는 고유의 '정상' 운동 범위가 있지만, 사람마다 그 범위를 달성하는 능력은 다르다. 즉 어떤 사람은 스트레칭을 해야 정상 범위가 되고, 어떤 사람은 너무 많이 움직이지 않도록 안정화해야 한다는 말이다. 두 경우 모두에게 근력이 도움이 되겠지만, 자세한 건 나중에 설명하도록 하자.

과가동성 관절의 과도한 가동성은 꼭 근육이 길거나 느슨해서가 아니라 관절의 인대가 느슨하기 때문이기도 하다. 다시 말해서, 과가동성은 자동적으로 근육이 '너무 늘어났다'를 의미하지 않으며, 사실 반대로 관절의 인대가 그저 느슨한 경우가 많다. 그래서 과가동성은 단순히 가동 범위가 과도하게 나오는 것만 뜻하는 것이 아니라 관절 부위의 움직임이 비정상적일 가능성을 내포한다. 이런 경우에는 과이완hyperlaxity이 문제가 되는데, 인대가 관절 부위를 잘 잡아 주지 못해서 뼈가 움직이면 안 되는 방향으로 움직이게 된다.

과가동성, 관절 이완, 유연성에 대한 토막 상식

이미 알고 있듯이 **'이중 관절**double joint'은 실제로 관절이 두 개라는 뜻이 아니다.*

'과가동성'인 사람은 없다. 과가동성인 관절들이 있을 뿐이다. 여러분의 모든 결합조직에 대해 부하를 견뎌 내는 방식에 영향을 주는 몇몇 질환들이 있긴 하지만 과가동성이 전신에 걸쳐 나타나는 경우는 드물다. 더 큰 가동 범위를 가진 관절들을 가지고 있을 수는 있지만, 아마 모든 관절이 그렇지는 않을 것이다. 우리집에 놀러 온다면, 나는 여러분의 과가동성인 몸에서 정상 범위만큼 움직이지 못하는 많은 관절들을 찾아 보여 줄 수 있다.

과가동성인 관절들은 어떻게 생겨나는 걸까? 아무도 확실하게 알지 못한다. 급성 부상 때문일 수도 있고, 몇 년에 걸쳐 신체를 특정 방식으로 계속 사용해서 서서히 늘어난 조직 변화 때문일 수도 있다. 엘러스-단로스 증후군Ehlders-Danlos syndrom, EDS처럼 관절의 과가동성을 동반하는 질환들이 원인이 될 수도 있고, 관절 과가동성 증후군joint hypermobility syndrome이라고 불리

* 정상 범위보다 더 움직이는 관절을 마치 관절이 하나 더 있는 것 같다는 의미로 Double joint라 부른다. — 옮긴이 주

는 좀 더 일반적인 질환 때문일 수도 있다.*

인대는 관절의 '안전벨트'이다. 안전벨트가 운전석에 여러분의 엉덩이가 꼭 붙어있도록 지켜주듯이, 인대들은 관절 부위들을 연결해 주고, 비유하자면 충돌 시 '차 전면유리'를 뚫고 나가지 않도록 막아 준다.

관절의 브레이크는 인대가 아니라 근육이다. 나는 이 문장을 말하는 걸 좋아한다. 왜냐하면 자동차 브레이크를 잘 사용할수록 안전벨트의 도움을 받지 않아도 되는 것처럼, 각 관절 주위 근육들을 잘 사용할수록 인대들이 그 역할을 맡지 않아도 되기 때문이다.

관절의 브레이크는 인대가 아니라 근육이다. 내가 이 부분을 얼마나 중요하게 생각하는지 보이는가? 자동차 브레이크를 잘 사용할수록 안전벨트의 도움을 받지 않아도 되는 것처럼, 각 관절 주위 근육들을 잘 사용할수록 인대들이 그 역할을 맡지 않아도 된다. 내가 여기서 말하고자 하는 것이 무엇인지 이해할 때까지 읽고 또 읽자.

내가 여기서 말하고자 하는 것이 무엇일까? 내가 말하고자 하는 것은 **인대를 지지하기 위해서는 근육이 필요하다는 것이다.**

* 2017년 이후로 앨러스-단로스 증후군을 포함해 좀 더 포괄적인 의미로 과가동성 스펙트럼 장애(hypermobility spectrum disorders)로 명칭이 변경되었다. — 옮긴이 주

인대를 제거한 후에도 근육을 효과적으로 잘 사용해서 편안하게 움직이는 사람들을 많이 봐왔다. 근육과 인대를 모두 원활하게 쓸 수 있으면 가장 좋겠지만, 좌식 생활을 주로 하는 요즘에는 근육이 얼마나 잘 단련되어 있는지에는 관심을 두지 않은 상태로 인대의 통증과 증상을 해결하는 데에만 집중한다. 우리는 본질적으로 브레이크(근육이라고 읽는다)가 없는 상태에서 몸을 운전(움직임이라고 읽는다)하고 있다. 그뿐 아니라 브레이크(근육) 사용법을 잘 알지 못하기 때문에 신체 부위를 연결하고 있는 안전벨트(인대)에 주로 의존하게 된다.

과가동성인(또는 과이완된) 부위를 움직이는 법

관절의 안정성이 크게 떨어지는 경우에는 의료진이 보통 물리치료사를 찾아가라고 이야기한다. 하지만 외출과 운동이 가능한 상태가 되어 치료가 끝났을 때 고려해야 할 사항이 몇 가지 있다.

스스로 과가동성이라고 생각하는 사람들은 스트레칭과 유연성 프로그램에 관심을 갖기 쉬운데, 이런 동작들이 잘 되기 때문이다. 문제는 그들이 스트레칭할 때 보여 주는 엄청난 가동범위는 대개 뻣뻣한 부분은 잘 움직이지 않으면서 이미 너무 잘 움직이는 부분에만 반복적으로 부하를 가하며 만들어진다는 것이다.

예를 들어, '무릎을 구부리지 않고 손이 바닥에 닿는가?'라는 과가동성 증후군을 진단하는 한 방법이 있다. 이때 많은 사람들은 허리가 매우 유연해서 손을 바닥에 닿게 할 수 있다. 그러나 동시에 이들 중 많은 경우가 잘 움직이지 않는 엉덩 관절과 유연하지 않은 햄스트링을 가지고 있다. 이처럼 과가동성이라는 것은 많이 움직일 수 있는 부위 주변에 매우 뻣뻣하고 움직임이 떨어지는 부위를 가지고 있다는 것을 의미하기도 한다.

과가동성인 몸을 잘 쓰려면, 움직임을 관절마다 나누어 접근하고, 하고자 하는 모든 동작에서 신중하게 자세를 취해야 한다. 물론 일부 동작은 아예 배제해야 하는 경우도 있겠지만, 그런 동작은 생각하는 것만큼 많지 않다. 과유연한 부분을 덜 쓰고 뻣뻣한 부분을 더 움직이며 몸을 안정화하는 법을 배우는 데에는 시간이 좀 걸릴 뿐이다.

단계별 플랭크 운동

아마도 여러분은 이미 플랭크를 하고 있고, 원하는 부위에 부하를 제대로 주고 있는지 확인하고 싶은 사람일 수 있다. 아니면 항상 플랭크를 해보고 싶었지만, 어떻게 해야 하는지 모르는 사람일 수도 있다. 어느 쪽이든, 팔꿈치와 어깨를 확인하면서 상체의 인대에는 부담을 덜고 근육을 더 잘 쓰도록 하는 법을 살펴보겠다.

손과 무릎을 바닥에 댄 자세에서 여러분의 팔은 체중을 견딜 수 있는가? 손과 무릎을 바닥에 댄 자세, 이른바 '네발 기기 자세'에서부터 시작해 보자. 그런 다음 팔꿈치를 약간 구부리면 팔뼈와 인대에 가해지던 체중부하가 팔 근육으로 전해진다. 아주 쉽게 할 수 있을 것처럼 들리지만, 실제로 해보면 쉽지 않다. 팔꿈치가 과하게 펴진 사람이라면(과신전), 동작을 하는 내내 팔꿈치가 펴지고 싶어 할 테니 구부린 자세를 유지하도록 계속 신경 써야 한다. 팔꿈치가 펴지지 않게 하면서 그 상태로 몇 분을 버틴다(그리고 날마다 시간을 늘린다!). 이렇게 하면 팔 근육이 더 강해질 수 있다.

네발 기기 자세가 쉽다고 느껴지면,

무릎을 댄 플랭크 자세로 넘어간다. 무릎 플랭크는 자동으로 네발 기기 자세에서 했던 것보다 팔을 더 많이 쓰게 하고, 팔꿈치를 약간 구부린다면 더 많이 쓸 수 있다. 팔 근육이 체중을 지탱하는 게 익숙해지도록 매일 몇 분씩 이 동작을 반복한다. (팔꿈치가 과하게 펴지는 것이 문제라면, 팔꿈치가 과도하게 펴지지 않게) 무릎 플랭크를 편안하게 유지할 수 있으면 다음 단계로 넘어간다. 팔이 좀 더 강해졌다면, 팔꿈치를 약간 구부린 상태와 완전히 편 상태를 왔다갔다할 수 있다. 그러나 팔을 펼 때 쉬려고 올라오는 것이 아니라 항상 조절해서 올라오도록 주의를 기울인다.

이제 이 움직임들을 안정된 어깨뼈와 함께 해보자. 팔꿈치를 안정화하는 법을 배웠다면, 이제 어깨뼈 사이의 움직임에 집중할 시간이다. 어깨뼈는 뒤에서 조여져 서로 가까워질 수도 있고, 사이를 넓게 유지할 수도 있다. 몸통과 상체의 힘이 많이 필요한 동작에서는(많은 동작들이 해당된다) 어깨뼈를 넓게 유지하도록 한다(뒷면이라 보기 힘들기 때문에, 등의 움직임이 어떤 느낌인지 처음 배우는 경우라면, 움직임을 눈으로 볼 수 있도록 거울 옆에서 연습하거나, 친구에게 도와달라고 요청하자).

손과 무릎을 바닥에 댄 자세로 돌아가서 이번에는 어깨뼈를 넓게 유지하고 해보자. 거기서 팔꿈치를 살짝 구부려 본다. 어깨뼈를 넓게 유지하는 것과 팔꿈치를 구부리고 있는 것 두 가지를 동시에 할 수 있는가? 만약 잘 되지 않는다면, 되게 하는 것을 목표로 연습하자.

성공했다면, 그다음엔 무릎을 댄 플랭크 자세에서 팔꿈치와 어깨를 동시에 할 수 있도록 해본다. 어렵다면, 무릎을 반만 뒤로 보낸 상태에서 먼저 연습해 보자.

완전한 플랭크. 다음으로 나아갈 준비(3분에서 3년 사이로 소요될 듯)가 되면 발끝을 댄 온전한 플랭크 자세를 해볼 수 있다. 앞에서 했던 이야기를 반복하자면 어깨뼈 사이의 거리를 유지할 때 자꾸 팔꿈치가 과도하게 펴지면, 두 가지를 모두 해낼 수 있는 단계로 돌아간다. 팔꿈치와 어깨뼈가 더 안정되면 다음으로 넘어간다.

축하한다! 여러분은 스스로의 체중을 잘 견디는 법을 배웠다. 완전한 플랭크 동작까지 해내면, 이제는 체중에다 무게까지 추가해 볼 수 있을 것이다.

팔을 들어 올리자

내 친구들 중에는 가슴 수술을 받은 친구들이 많은데, 그 친구들이 싫어하는 건 수술 후 그들이 몇 주 또는 몇 달 동안 해야 하는 운동이다. 하지만 운동은 그저 하기 싫다고 생각할 뿐 그것보다 더 끔찍한 것이 있으니, 바로 어깨를 오랫동안 움직이지 않으면 생기는 '오십견'이라는 고통스러운 질환이다.

수술 직후에는 절개 부위에 주의를 기울여야 한다. 바로 움직이기 시작하면 안 되기 때문에 외과의사가 얼마나 오랫동안 움직임을 최소화해야 하는지 알려줄 것이다. "하지만 그 후엔", 나는 "어깨를 지금 움직여 두는 건 미래의 모든 어깨 움직임을 위한 기름칠이야!"라며 잔소리를 시작한다. (시간이 지남에 따라 의사가 허용하는 한도 내에서) 어깨는 계속 움직여야 한다. 그렇지 않으면 어깨를 움직일 수 있는 능력을 잃게 될 것이다. 움직이지 않으면 나중에 움직일 수 없게 된다. 움직임은 로션과 같다 Motion is Lotion. 움직임 분야의 많은 사람들이 이렇게 말하는 이유는, 그게 사실이기 때문이다.

내가 어떤 운동을 하라고 제안하려는 것은 아니다. 여러분이 해야 할 운동은 어떤 수술을 받았는지에 따라 의료진에게서 처방받아야 한다. 여기서 나의 역할은 왜 그런 움직임을 하라고 하는지, 그 동작의 의미는 무엇인지, 왜 그 움직임이 꼭 필요한지를 설명하는 것이다.

수술 후 가장 처음으로 하게 되는 운동은, 이후에 팔을 원하는 모든 방향으로 움직이게 하고자 어깨뼈를 기준으로 상대적인 움직임이 잘 나오도록 하기 위해서 선택된다. 대부분 어깨 관절이 굳지 않도록 하는 부드러운 스트레칭이나 리드미컬한 동작으로 구성된다. 팔을 앞으로 뻗는 동작을 반복해서 하기도 한다. 팔을 뒤로 뻗는 동작을 하게 될 수도 있다. 그리고 팔을 머리 위로 뻗기도 한다. 하지만 그냥 머리 위로 뻗는 게 아니다. 머리 위로 뻗은 상태에서 손을 왼쪽 오른쪽으로 흔들 수 있어야 한다. 이런 운동들이 선택되는 이유는 앞으로 평생 동안 어깨와 관련된 일상생활 움직임을 할 수 있게 만들어 주기 때문이다.

장본 것들을 정리하기 위해서 손을 앞이나 위로 뻗거나, 누군가의 갓난아이를 안아 보려 손을 뻗는다고 상상해 보자. 좋아하는 따뜻한 코트에 팔을 넣거나, 가려운 등을 긁기 위해 손을 뒤로 뻗는다고 생각해 보자. 이런 동작들은 SNS에서 주목받지도 않고, 잘한다고 올림픽에서 메달을 따는 것도 아니지만, 우리 삶에서 꼭 필요한 동작들이다. 이 움직임들을 잘 해내기 위해서 할 수 있는 일이 있다면, 꼭 해야 한다. 재활 운동이 귀찮게 느껴질 수도 있지만, 이런 동작들을 할 수 있는 상태라면 더 행복해질 것이다. 한번 믿어 보라.

관절을 더 부드럽게 만든다는 이유 외에도 팔을 움직이는 것은 림프계에도 굉장히 중요하다. 림프계는 질병과 감염으로부터 신체를 보호하는 면역 체계의 일부로, 몸 전체에 분포되어 있다. 림프절림프 처리소은 겨드랑이, 사타구니, 목, 복부 등 움직임이 많은 부위에 위치한다. 동맥이 혈액을 운반하는 것처럼 림프관은 림프액을 운반한다. 그러나 혈액이 심장의 도움으로 동맥관을 통해 이동하는 것과 달리 림프계에는 큰 펌프가 없다. 대신 림프관이 통과하는 골격근의 수축과 이완에 의해서 펌핑 작용이 이루어진다. 우리가 몸의 한 부분을 움직이지 않으면, 그 부위의 림프는 그곳에 정체하게 된다. 따라서 팔을 움직여야 림프계, 특히 겨드랑이와 가슴 주위의 림프가 계속 움직여서 림프부종이 생기지 않는다. 이해가 가는가? 어깨를 움직이는 것 그 자체로도 중요하지만 어깨의 움직임은 그 이상으로 중요하다. 그러니 지금 당장 운동을 해야 한다.

이제 손을 들고 싶어진 사람들은 손을 들어 보자. 바로 그거다.

모든 방향으로 팔을 움직여야 한다는 이 조언은 가슴 수술과 관계없이 모든 사람들에게 해당된다. 우리 모두 어깨가 잘 움직이고, 면역 시스템이 잘 작동하기를 원한다. 관절의 뻣뻣함은 수술로 인해 생길 수도 있지만, 우리 모두에게 언제든 생길 수 있는 현상이다. 움직이지 않고 가만히 있으면 관절이 굳어지게 돕는 것이다. 계속 움직이자, 친구들이여! 움직이면 모든 게 좋아진다.

가슴의 생체역학

미국에는 가슴 건강을 위한 달(10월)과 달리기를 위해 지정된 달(5월)이 있지만, 전국적인 달리기-가슴의 달은 없다. 만약 이런 행사가 있었다면, 가슴 움직임의 생체역학과 왜 러너들(그리고 힘차게 걷는 사람들)이 그걸 알아야 하는지에 대한 글을 투고했을 것이다.

보행은 가슴 전체에 영향을 미치는 현상whole-booby phenomenon이다. 미안, 몸 전체에 영향을 미치는 현상whole-body phenomenon! 걷거나 달릴 때 가슴의 움직임에 대한 수많은 연구가 있는데, 가슴은 위아래, 좌우, 안팎의 세 가지 면에서 동시에 움직인다. 안팎으로 움직이는 게 상상이 되지 않는다면 펀칭 풍선punching balloon이 움직이는 모습을 상상해 보자. 그럼 이해가 되는가? (고맙긴~)

달리기를 할 때에는 걸을 때보다 가슴이 더 많이 움직이는데, 가슴이 무거울수록 더 많이 움직인다. 신체 모든 부위 — 특히 가슴 — 의 움직임은 건강을 유지하는 데 필수이다. 가슴은 위아래, 좌우, 안팎으로 움직일 필요가 있다. 하지만 모든 움직임이 그렇듯 얼마나 부하를 주는 것이 적절한지가 의문이다. 가슴이 무거우면? 장거리 달리기를 한다면?

러닝이나 점프처럼 충격이 강한 운동을 할 때 가슴에 통증이 생기는 사람들은 다음의 내용을 고려해 보자.

지지

가슴에는 쿠퍼 인대라고 불리는 인대 그물망이 있는데, 가슴 조직을 근육(대흉근)에 연결해 주는 역할을 한다. 운동하며 가슴이 움직이면, 인대를 잡아당기는 힘이 가해져 시간이 지나면서 통증이 생길 수 있다(달리기의 경우, 거의 잡아 뜯는 듯한 힘이 가해진다). 이때 지지대가 있으면 유용하다.

활동적인 가슴용으로 모든 방향의 움직임을 줄여 주도록 디자인된 스포츠 브라를 찾아보자. 이런 제품들은 매우 활동적인 가슴에 유두 쓸림이라는 측면에서도 도움이 될 수 있다. 기술의 발전이란! 요즘 친구들은 쉽게 구하겠지! 어릴 적 나는 눈 내린 오르막길을 달려서 등하교 하곤 했다. 그때 브라를 세 겹으로 겹쳐 입었는데, 가슴은 잘 잡아 주었지만 양쪽 겨드랑이 아래 피부가 크게 쓸리고 말았다.

걸음걸이를 부드럽게 만들기

컨퍼런스나 동창회에 갔을 때 목에 거는 목걸이 명찰을 받아 본 적이 있는가? 목에다 걸고 복도를 걸으며, 명찰(또는 열쇠고리에 달린 열쇠나 목걸이에 달린 펜던트)이 걸을 때마다 위아래, 좌우, 또는 안팎으로 흔들리는 것을 관찰해 본 적이 있는가? 음, 앞으로는 잘 알아차리게 될 거다.

목걸이 명찰은 내 목에 걸려 있지만, 내 몸과 별개로 단독적으로 움직일 수도 있다. 몸이 얼마나 명찰을 밀어내는지 드러내며 말이다. 가슴 또한 마찬가지이다. 가슴은 우리 몸의 일부이지만, 몸통에 '얹혀 있는' 것과 같아서, 다른 부위보다 자유롭게 움직인다. 자, 이제 목걸이 명찰이 2~3kg쯤 된다고 생각해 보자. 10kg로 늘어나면 어떻게 될까? 20kg은? 이제 한 걸음 한 걸음마다 엉덩이가 좌우로 흔들리면 잠깐의 시간차를 두고 가슴이 따라서 흔들린다. 그로 인해 타이밍이 엇나가고 몸통의 무게가 한쪽으로 휙 쏠리면서 몸 전체가 쏠린 방향으로 딸려가려 한다. 그 영향을 최소화하기 위해서는 모든 것을 일종의 잠금 상태처럼 만들어야 한다. 결국 가슴의 영향이 없을 때와는 다른 형태로 걷게 된다.

그렇지만 우리에게는 가슴이 있다. 그렇기 때문에 보행을 부드럽게 하기 위해서는 앞으로 나아가는 데 불필요한 움직임을 없애야 한다. 그렇게 해서 가슴(또는 명찰 줄)이 이리저리 밀리는 것을 줄이는 것이다. 하지만 가슴의 움직임을 최소화하기 위해 걷는 방법을 바꾸는 것은 권장하지 않는다. 연구자들은 가슴의 통증이나 움직임, 또는 둘 다를 최소화하려는 많은 러너들이 가슴을 제자리에 고정하려고 팔을 옆구리에 꽉 붙이거나, 상체가 전혀 움직이지 않도록 몸통을 뻣뻣하게 유지한다는 것을 발견했다. 이런 방법들은 가슴의 움직임은 줄일 수 있지만, 달리기나 걷기의 효율성은 떨어뜨린다.

나의 의견은 이렇다. 고강도 운동을 하고 싶은데 가슴이 움직이는 게 불편하다면 스포츠 브라를 착용하자. 움직임을 최소화하는 일은 장비가 하게 하고, 나머지는 내가 하고 싶은 움직임을 위해 일하도록 하자.

가슴을 튼튼하게 하자

항상 운동선수 수준으로 가슴을 지지해야 할까? 그럴 필요는 없다. 가슴에도 움직임이 필요하고, 우리 몸에는 가슴을 지지해 주는 해부학적 구조물들이 있다. 매일 일정 시간 동안 가슴의 인대가 스스로 무게를 느끼고 지탱하게 하는 것으로도 인대를 어느 정도 단련할 수 있으며, 가슴 밑에 있는 근육인 흉근은 당연히 단련할 수 있다.

가슴 근육을 사용해서 가슴 인대가 유방을 들어올리는 것을 돕는 팔 운동을 하루에 얼마나 하고 있는가? 팔을 그저 몸통 옆에 늘어뜨리고 앉아 있는 시간은 하루 중 얼마나 되는가? 이제 가슴을 좀 더 건강하게 할 시간이다! 브라 착용 여부에 관계없이 가슴(과 유방의 건강)을 지지하는 최고의 방법 중 하나는 바로, 가슴 근육들을 강하고 유연하게 유지하는 것이다. 팔굽혀펴기, 바에 매달리기, 가슴 스트레칭과 같은 동작들은 가슴이 안쪽에서부터 지지되도록 돕는다.

4

척추

your Spine

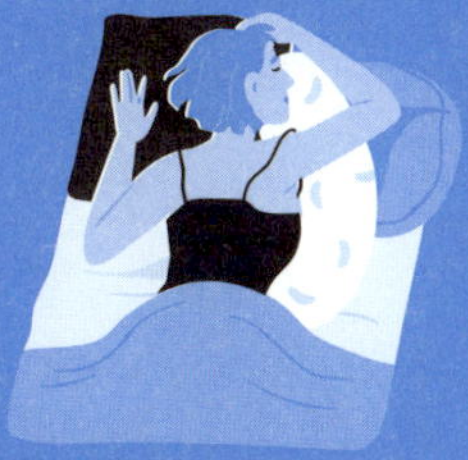

“

우리는 우리의 몸과 관계를 맺고 있다.
‘움직이지 않으면 잃게 된다.’는 생각이 너무 부정적으로 느껴진다면, 같은 의미를 다른 시각에서 바라보자. 지키기 위해 돌보자. 우리는 움직임을 통해 몸을 돌보아야 하며, 그렇게 함으로써 몸을 유지하고 오래도록 움직일 수 있을 것이다.

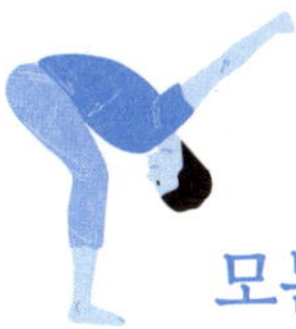

모든 것이 척추를 움직이게 한다

모든 움직임이 척추와 관련이 있다. 척수 신경은 척주vertebral column를 통해 흐르며 우리 몸의 모든 부위의 움직임을 제어하는 메시지를 전달한다. 그리고 다시 몸의 각 부위에서의 움직임은 척추를 움직이게 한다.

척추의 유연성이 나이를 결정한다고 어디선가 들었다. 이해는 되지만, 그 연관성은 좀 더 간접적이라고 생각한다. 연대기적 나이(우리가 살아온 햇수)와 생물학적 나이(유전 및 생활 습관을 포함해서 여러 가지가 고려된 우리 세포의 상태)의 차이에 움직임이 많이 관여하기 때문이다. 꾸준한 신체 활동은 세포 수준에서 노화와 관련된 여러 생리적 지표를 자연스럽게 줄이기 때문에 종종 '노화 방지'라고 불리기도 한다.

팔과 다리를 움직일 때마다 척추도 움직이기에, 유연한 척추

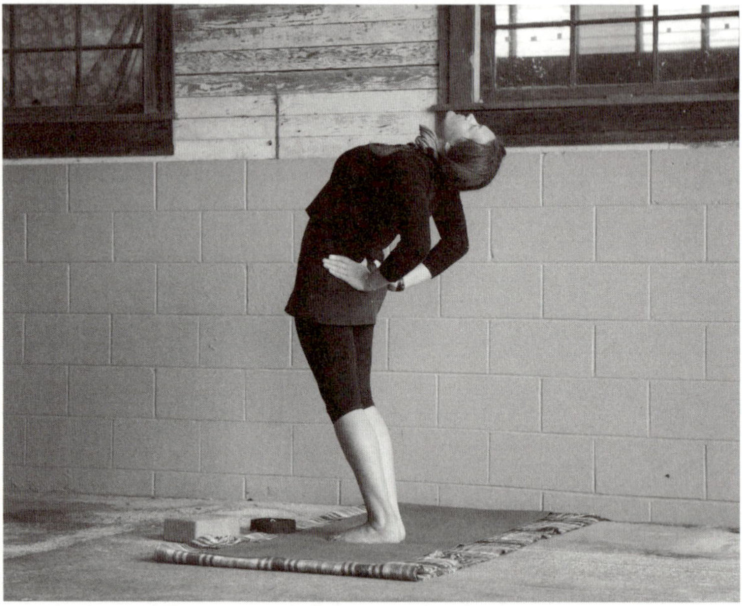

는 다른 부위들과 함께 규칙적으로 움직였다는 좋은 지표이기도 하다. 이는 몸 전체를 많이 움직여서 세포 수준에서의 혜택을 누리고 있다는 것을 의미한다. 척추가 유연할수록 몸으로 할 수 있는 더 즐거운 '아이 같은' 움직임을 많이 즐길 수 있다. 등을 바짝 긴장시키지 않고 바닥에 앉았다 일어나고, 바닥에서 구르고, 쉽게 뛰어내리고, 잘 던지고, 물건을 들고 다닐 수 있다는 것은 척추의 유연성과 관련이 있기 때문이다.

등의 조직을 유연하게 유지하려면 매일 척추의 가동 범위range of motion로 여러 번 움직여야 한다. 다음과 같이 움직여 보자.

- 발끝에 닿도록 몸을 앞으로 구부리기(굴곡, 187쪽 참조)
- 등을 자연스럽게 펴고, 흉곽을 내밀지 않고 가슴과 턱을 들어올리기(신전, 30쪽 및 이전 그림 참조)
- 오른쪽으로 상체를 기울이고 왼쪽으로도 기울이기(측면 굴곡, 47쪽 참조)
- 오른쪽과 왼쪽으로 몸을 비틀기(회전, 103쪽 참조)

정기적으로 어떤 척추의 움직임을 하고 있는가? 대부분의 시간을 의자에 앉아 보낸다면, '움직임 다이어트movement diet'에 척추의 모든 움직임을 추가해야 할 것이다. 몸을 앞으로 구부리는 작업이 많다면(안녕, 요리하는 분들!), 부족한 다른 움직임들을 보완하는 것이 좋겠다. 만약 살사댄서라면 골반 부위를 많이 움직이겠지만, 등을 움직이도록 하는 앞으로 구부리고 펴는 움직임은 부족할 수 있다. 한 방향으로만 주기적으로 비트는 동작을 하는 경우에는(치과 분야의 모든 분들은 주목하기 바란다), 반대 방향으로 비틀어 부족한 다른 모든 척추의 움직임을 추가하면 좋겠다.

척추에 안정성을 주자

신체의 다른 부위를 움직이면 척추 주변도 움직인다고 말한 것을 기억하는가? 우리 몸은 상당히 뻣뻣해져 간다. 어깨 관절을 예로 들어 보자. 어깨 관절은 척추를 당기지 않고도 팔을 움직일 수 있도록 허용해 줄 수 있어야 하는데, 뻣뻣해진 어깨는 팔을 움직일 때 흉곽까지 따라 움직인다. 이상적으로 각자 원할 때는 움직임이 분리될 수 있어야 하는데 과도하게 결합하여 '커플링' 되어 버린 것이다. 뻣뻣한 어깨란 팔을 머리 위로 들 때마다 중간 부위의 척추뼈들이 앞으로 밀려나오는 것을 의미한다. 팔의 움직임이 척추의 움직임을 만들어 버리는 것이다.

우리의 멋진 엉덩 관절은 척추를 끌어당기지 않고도 우리 다리가 몸통 아래에서 움직이게 해준다. 하지만 습관으로 인해 엉덩이 근육이 너무나 타이트하면 엉덩 관절은 다리가 자유롭게 움직이도록 허용하지 못한다. 그래서 다리를 움직이려고 할 때, 다리는 모두 골반에 묶여 버린다. 다리가 골반 아래에서 부드럽게 미끄러지는 대신, 골반과 융합되어 허리가 새로운 다리의 관절hinge이 되어 버린다.

문제는 척추가 어깨 관절과 엉덩 관절을 대신하기 위해 만들어진 것이 아니라는 점이다. 엉덩 관절과 어깨는 크고 많은 지지 근육을 가지고 있다. 반면에 척추와 그 근육은 작아서 엉덩 관절과 어깨 관절에 가해지는 힘에 대처할 능력이 없다. 어깨 및 엉덩 관절같이 큰 부위가 타이트해서 척추뼈에 과도한 움직임을 일으키지 않도록 어깨와 엉덩 관절의 가동성을 향상시켜야 한다.

주의 척추의 어떤 부위는 뻣뻣해서 움직임이 부족하고, 다른 부위는 관절의 이완에 의해 과도하게 움직이는 것이 일반적이다.

척추를 모든 방향으로 움직였다면, 어깨와 가슴 스트레칭(39쪽 참조) 및 다리 움직임을 골반과 분리하는 동작(112, 194, 206쪽에 몇 가지 예시가 있음)에도 주목해 본다.

팔과 다리만이 척추의 움직임에 영향을 미치는 것은 아니다. 직접적으로 척추를 당기는 뼈와 근육 그룹들은 다음과 같다.

- 어깨와 흉곽
- 몸통의 중심을 감싸는 복부 근육
- 횡격막과 몸통 안쪽의 대요근
- 골반을 앞뒤로 기울이는(따라서 하부 척추도) 엉덩이와 다리의 큰 근육들

척추 움직임은 광활한 결합 조직인 근막과 등 부위를 주행하는 신경들에 의해서도 영향을 받게 된다.

이 모든 부위는 서로 연관되어 있다. 척추 안쪽 부위의 움직임에 의해 이 부위가 직접적으로 움직여지기도 하고, 반대로 척추가 움직이는 방식에 영향을 주기도 한다. 우리는 우리의 몸과 관계를 맺고 있다. '움직이지 않으면 잃게 된다'는 생각이 너무

부정적으로 느껴진다면, 같은 의미를 다른 시각에서 바라보자. 지키기 위해 돌보자. 우리는 움직임을 통해 몸을 돌보아야 하며, 그렇게 함으로써 몸을 유지하고 오래도록 움직일 수 있을 것이다.

좋은 자세를 위해 하는 거의 모든 움직임은 척추에 가해지는 부담을 개선한다. 낮고 더 유연한 신발로 바꾸거나, 종아리를 스트레칭하는 것은 척추에 가해지는 부하를 줄인다. 다양한 자세로 앉거나 더 많이 걷거나 관절의 움직임 범위를 개선해서 걷는 것은 척추에 가해지는 부담을 줄여 준다. 그러나 그 반대로, 척추가 잘 움직이지 않는다면 이러한 것들을 수행하기는 더 어려워진다. 그렇다면 어떻게 변화를 만들 수 있을까? 척추에 가해지는 부담과 척추 움직임을 개선하는 것은 선형적이거나 빠른 과정이 아니다. 오히려 부드럽고 점진적인 밀고 당기는 작은 스트레칭을 주고받으며 서서히 움직임이 증가하고 습관이 변화되는 것이다. 각각의 변화는 다른 변화들에 영향을 주면서 조금씩, 조금씩 변화가 이어진다. 우리는 장기적인 게임을 진행하고 있다. 하지만 좋은 소식은 최고의 친구인 나 자신과 함께 해나가고 있다는 것이다.

만약 척추와 함께 보내는 시간에 관심이 없다면, 남은 날들의 하루하루를 더 기분 좋게 보내기 위해서라고 생각하면 어떨까? 특히 허리 통증은 전 세계적으로 큰 비용이 드는 문제가 되었다. 건강 관리나 업무 시간 손실에 의한 금액적인 부담보다도 더욱 우리를 괴롭히는 것은 주의력과 함께 누릴 경험의 범위가 줄어든다는 것이다. 허리 통증(어떤 통증이든!)은 우릴 지치게 하며, 우리가 좀 더 하고 싶은 다른 일들을 방해할 수 있다.

몸에 필요한 움직임을 제공하는 데 시간을 내는 것이 어렵다는 것을 이해한다. 시간은 종종 가장 큰 장애물이다. 흥미로운 일이나 긴급한 일 처리를 미뤄 두고 지루한 척추 관리를 위해 시간을 내기란 쉽지 않다. 하지만 나를 믿어 주기 바란다. 가능한 한 척추를 움직이는 것은 가치가 있다. 결국, 척추는 우리 몸의 움직임의 중추이기 때문이다.

중립 척추Neutral spine란?

인체는 수많은 관절이 있어 다양한 방식으로 움직일 수 있다. 특히 척주spinal column에 있는 많은 관절 덕분이다.

만약 척추뼈들이 일직선으로 연결되어 있다면, 우리는 몸통을 한 덩어리로 움직일 것이다(뒤를 보기 위해서는 목이 따로 움직이지 않으므로 몸통 전체를 돌려야 할 것이다). 다행히도 우리의 척추spine는 작은 뼈들인 척추뼈vertebrae로 이루어져 있어 각각 작은 범위로 움직일 수 있다.

이 작은 척추뼈들 덕분에 인간의 몸은 쪼그려 앉을 수도 있고, 바닥에서 공처럼 구를 수도 있고, 목이나 허리를 돌려 뒤를 볼 수 있으며, 어깨를 오른쪽이나 왼쪽으로 기울일 수 있다. 유연한 척추는 일상생활을 편안하게 수행하기 위한 핵심 요소이다. 척추를 다양한 위치에서 지지하는 근육(그리고 작은 뼈들을 통해 통과하는 척수와 신경) 또한 중요하다.

척추는 윗부분에는 가볍고 작은 척추뼈들이 있고, 꼬리뼈 쪽으로 아래로 갈수록 무겁고 큰 척추뼈들로 구성되어 있다. 사실, 똑바로 서 있을 때에도 척추뼈는 직선이 아니라 연속적인 만곡curve을 이루며 쌓여 있기 때문에 실제로는 똑바로/직선으로 서 있는 것은 아니다.

척추의 자연스러운 만곡은 등에는 약간 앞으로 숙이는 듯한 후만kyphotic curve이, 목과 허리 부분에는 그와 반대인 전만lordotic curves이 형성된다.

'중립 척추neutral spine'는 이러한 자연스러운 만곡으로 정렬된 척추를 말한다.

이 만곡 형태는 척추를 구성하는 뼈, 디스크, 인대, 건 및 근육에 가해지는 부하를 효율적으로 전달하고 손상을 최소화하도록 돕는다.

단지 소파를 옮기거나 아이를 들거나 스쿼트 랙squat rack을 사용해 운동하는 것만이 척추에 부하를 주는 것은 아니다. 성인은 무게가 많이 나가기에 우리의 척추는 단순히 서서 움직이기만 해도 상당한 체중부하를 받게 된다. 따라서 척추뼈와 디스크에 가해지는 부하에 대해 자연스러운 만곡을 가진 '중립neutral'

상태의 척추(다시 강조하지만 똑바로가 아님)로 유지하면서 다양한 자세에서 지속적으로 안정화시키는 방법을 학습하는 것은 매우 중요하다.

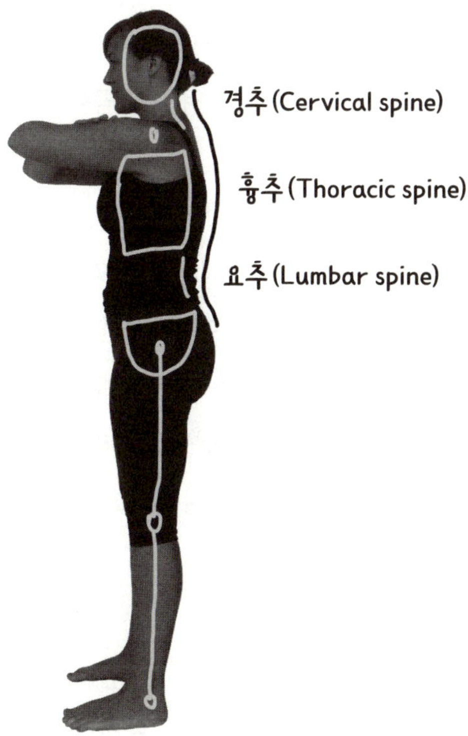

여기서 조금 까다로워지는데, 척추의 만곡에 영향을 주는 것은 단순히 척추뼈와 그 관절뿐만이 아니라는 것이다. 머리, 흉곽, 골반처럼 무거운 신체 부위가 척추에 연결되어 있기 때문에

이것들의 위치에 따라 척추의 만곡이 바뀔 수 있다.

생각해 보자. 핸드폰을 보기 위해 머리를 숙이거나 다초점 안경을 통해 무언가를 보기 위해 턱을 들면 목의 만곡이 변한다. 의자에서 구부정하게 앉아 골반을 뒤로 기울여 버리면 허리 부위의 만곡도 변한다. 등 상부에 있는 척추뼈들은 갈비뼈들과 연결되어 있기 때문에, 가슴(따라서 흉곽)의 위치가 바뀌면 척추뼈들이 함께 이동하므로 척추 만곡이 증가하거나 감소하게 된다.

하지만 마치 오른쪽 눈썹만 자유롭게 움직일 수 없는 것처럼, 우리는 척추뼈들을 개별적으로 움직이는 능력은 거의 없다. 척추의 만곡들은 주로 머리, 흉곽, 골반이 무엇을 하느냐에 의해 만들어진다. 그러므로 우리는 이렇게 무거운 머리, 흉곽, 골반을 특정한 방식으로 조절하는 방법을 배워 척추 만곡을 잘 유지함으로써 우리의 척추를 보호할 수 있을 것이다.

선 자세에서 중립 척추 찾기

몸을 잘 볼 수 있도록 몸매가 드러나는 옷을 입고, 큰 거울 앞에서 마트에서 줄을 설 때처럼 옆으로 서 본다. 머리, 흉곽, 골반의 위치를 살펴본다. 살에 가려져 있는 뼈의 표지들bony markers을 찾아본다. 머리카락을 보지 말고 두개골을 보자. 가슴을 보지 말고, 가슴 아래의 갈비뼈들을 느껴 보자. 골반 앞쪽의 뾰족하게 튀어나온 부위를 찾는다. 이들이 서로 정렬되어 있는가? 머리가 가슴 앞쪽에, 아니면 골반 앞쪽에 있는가? 가슴/흉곽은 들려 있는가, 아니면 골반의 앞쪽에 있는 상태인가? 골반이 머리와 가슴보다 앞쪽에 있는가?

사전 자세 정렬 평가를 한 후,

1 **엉덩이를 뒤로 옮겨** 엉덩 관절을 무릎과 발목 관절 위에 둔다.

2 **골반을 조정한다.** 골반은 앞뒤로 기울일 수 있지만, 중립 척추는 골반이 중립(앞이나 뒤로 기울이지 않은 상태)일 때 만들어진다.

중립 자세를 찾기 위해 먼저 골반 위쪽에 튀어나온 뼈인 전상장골극Anterior superior iliac spines, ASIS과 골반 앞의 아래쪽에 있는 치골결합Pubic symphysis, PS을 찾는다.

옆에서 볼 때, 전상장골극ASIS을 치골결합PS 위에 정확히 위치시킨다.

3 **흉곽을 조정한다.** 흉곽은 어느 정도 원통형이다. 종종 '똑바로 선' 자세에서는 어깨를 뒤로 젖혀 흉곽 원통의 바닥을 앞으로 밀어낸다. 이는 허리를 과도하게 압박해서 요추와 디스크에 좋지 않다. 여러분의 흉곽이 피사의 사탑처럼 뒤로 기울어져 있다면, 흉곽의 윗부분을 앞으로 기울여 흉곽의 앞쪽이 골반의 앞쪽과 정렬되어 얹히도록 한다.

허리에 가해지던 압박이 줄어들게 된다. 유의해야 할 점은, 흉곽을 뒤로 젖히던 습관이 있는 경우, 흉곽을 앞쪽으로 기울여 똑바로 가져올 때 구부정하다는 느낌이 들 수 있다는 것이다(다음 단계는 이 느낌을 줄이는 데 도움이 된다).

4 **머리를 조정한다.** 아래를 내려다보는 시간이 많으면 척추에 무리가 갈 수 있다. 화면, 책, 재봉틀, 휴대폰을 보는 동안 '고개를 숙인 상태'로 턱은 가슴 쪽으로 내려가고(이로 인해 목의 척추뼈가 구부러지고), 머리를 몸의 앞쪽으로 내민다(이로 인해 등의 척추뼈가 구부러진다). 사소해 보이지만 '테크 넥tech neck'이라고 불리는 이 자세는 목 부근의 척추를 평평하게 만들며 등을 과도하게 둥글게 만들게 된다. 이는 해당 부위의 기능 저하와 통증을 초래할 수 있다.

상부 및 중간 척추 곡선을 중립으로 되돌리려면, 머리 꼭대기를 천장 쪽으로 향하게 하면서 동시에 머리를 뒤로 슬라이딩시키고(턱을 들지 말 것), 귀를 어깨 쪽으로 뒤로 끌어당기면서 흉곽은 중립 상태를 유지하도록 한다.

흉곽을 고정하고 머리를 위쪽으로 그리고 뒤로 움직이면 척추를 위로 끌어올려 바닥에서 멀어지게 되어 경추와 흉추의 곡선이 동시에 제자리로 돌아온다.

앞으로 구부리지 않고도 기기를 사용할 수 있다는 점을 강조하고 싶다. 화면의 내용이 전자 불꽃 주위로 척추를 구부리고 이야기를 들으라고 유혹할지라도, 척추에 더 좋은 자세를 유지하면서 모든 몸의 자세는 올바르게 작동될 수 있다.

오래된 자세 습관은 두뇌뿐만 아니라 몸에도 깊게 자리 잡고 있음을 언급하고 싶다. 머리를 이리 움직이고 골반을 저리 움직이도록 끊임없이 떠올려야 하더라도 너무 힘들어하지 말자. 어떻게 자세를 취할지 선택하는 데 집중할 수 있게 되었고, 내 몸을 알아차리는 힘을 기르게 되었다고 긍정적으로 생각할 수 있기 때문이다.

회전을 위한 중립 척추

척추를 중립으로 조정하는 기본적인 방법을 배운 후에는 다양한 자세와 활동에서도 중립 척추를 유지할 수 있다. 중립 척추는 언제나 가능하다. 골반, 흉곽 및 머리 사이의 상대적인 위치를 유지하고 해당 자세에 맞추면 된다.

걷거나 뛰면서 중립 척추 이것은 쉬운 작업이다. 걷는 동안 척추를 정렬하려면, 서 있는 자세와 마찬가지로 골반, 흉곽 및 머리를 조정하면 된다.

자전거를 타는 동안 중립 척추 다른 기기와 마찬가지로 자전거도 사용하기 위해 몸을 특정한 모양으로 움직이게 된다. 머리의 기울기를 조절하여 경추와 등 상부의 과도한 만곡을 줄일 수 있다는 것을 배웠고(20쪽 참조), 골반을 뒤로 기울이는 자세를 줄여 편안해질 수 있다는 것도 알게 되었다.

손과 무릎을 짚고 있는 동안 중립 척추 많은 운동들은 네발 기기 자세 quadruped 또는 테이블 tabeltop 자세에서 시작하며, 이러한 자세에서 중립 척추는 다양한 운동으로부터 발생하는 부하를 처리하기 위한 강력한 자세를 만든다.

거울 앞에서 손과 무릎을 짚고 골반을 뒤로 기울였다가 앞으로 기울이기를 연습한다. 이 기울이는 움직임이 허리의 만곡을 어떻게 평평한 상태에서 깊은 그릇 형태로 변화시키는지 주목한다. 그런 다음 허리 부위에 작고 깊지 않은 '그릇' 모양이 생기도록 골반을 조정한다.

그 작은 그릇 모양을 유지한 채 흉곽 앞쪽 바닥 부분을 골반의 앞쪽과 나란해질 때까지 천장 쪽으로 들어올린다. 골반과 흉곽을 고정한 상태에서 뒤통수를 천장 쪽으로 움직이며 머리 꼭대기를 엉덩이 쪽으로부터 멀리 뻗어 낸다.

이렇게 하면 머리부터 골반까지 척추가 길어지고 다시 중립 척추 곡선을 복원시킬 수 있다.

스쿼트나 무거운 것을 들어올릴 때lifting 중립 척추 스쿼트나 무거운 것을 들어올릴 때 종종 몸을 앞으로 기울여야 한다. 이와 같은 동작을 할

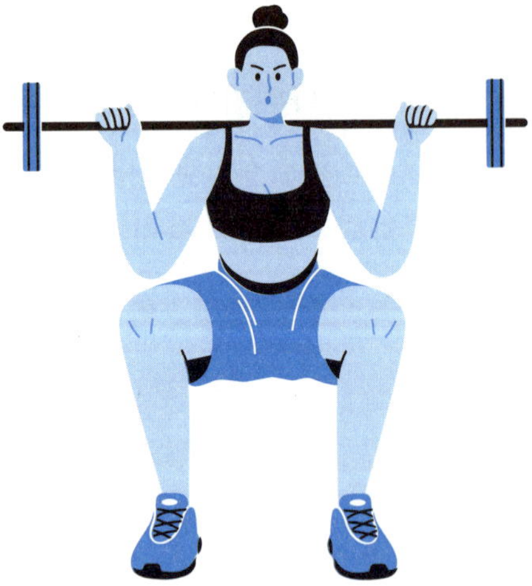

때 중립 척추를 찾으려면 골반, 흉곽을 쌓고, 동작에 맞춰 머리는 몸통 각도에 맞게 정렬시킨다.

중립 척추는 고정된 위치가 아니며 허용되는 범위가 있다는 점도 중요하다.

많은 운동, 특히 무거운 것을 들어올리는 운동은 전체적으로 몸의 위치를 바꾼다. 이러한 경우 척추 만곡도 바뀔 수 있는데, 코어 근육을 이용하여 척추를 안정화하는 데 최선을 다해 이러한 변화를 최소화하려고 노력해야 한다.

누워서 중립 척추를 유지하는 방법 바닥에 누워서 손을 허리 아래에 놓는다. 골반을 뒤로 기울이면서 허리 아래쪽이 바닥으로 내려가는 것과 골반을 앞으로 기울여 허리의 아치가 커지는 것에 주목한다.

다시 말해, 허리 아래쪽에 작은 공간, 즉 작은 요추 전만이 있어야 한다.

흉곽의 앞 바닥 쪽을 골반에 위치한 전상장골극ASIS과 치골결합PS, pubic symphysis과 일직선으로 맞춘다. 그러면 흉곽과 골반이 수평으로 정렬된다. 마지막으로 머리의 윗부분을 발에서 멀어지게 뻗어 나가면 척추가 바닥을 따라 길어지게 된다.

주의 허벅지 앞쪽 근육이 뻣뻣한 경우, 바닥에 누워 다리를 펴면 골반이 앞으로 많이 기울어져 과도하게 골반이 전방경사되기 쉽다. 이런 경우에 골반(따라서 척추)을 중립으로 유지하려면 무릎을 구부리거나 볼스터로 무릎을 받쳐 준다.

중립 척추는 강하면서도 유연하다

중립 척추는 단순한 모양이 아니라 상태이다. 척추와 척추 주변을 움직여 유연하고 강해질 때, 그 결과로 '중립' 척추가 만들어진다. 즉 중립을 잘 만드는 척추는 더 잘 움직일 수 있다. 바닥에서 일어나거나 앉을 때, 구부리거나 펴는 동안, 돌아서면서 회전하거나 당겨질 때, 잠잘 때 웅크리면서, 무거운 물건을 옮길 때 복근 수축으로 마사지 받으며, 팔을 높이 들거나 뻗을 때 길게 늘어나면서 그 모양을 잘 변형시킬 수 있다. 척추에 좋은 자세가 있다는 걸 처음 알게 되면 그 자세를 취하는 데 집중하게 되는데, 우리가 추구하는 자세는 척추를 더 역동적으로 사용한 결과로 생긴다는 걸 기억해야 한다. 척추를 더 동적으로 사용하면 중립 척추를 유지하는 데 도움이 된다. 따라서 척추를 더 동적으로 사용하여 전반적으로 유연하게 유지하는 것은 척추의 정렬과 함께 '건강한 척추 관리' 목록에 포함된다.

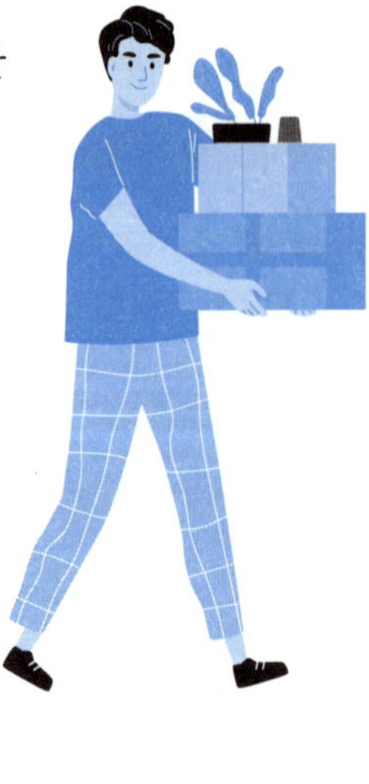

척추 만곡을 조정하는 능력은 각각의 척추뼈의 가동성mobility에 달려 있다. 노년기의 척추의 가동성에 대해 생각해 보면 척추의 일부가 뻣뻣해져 완전한 '중립 척추'를 만들기 어려울 수도 있다. 이 경우 가능한 만큼 조정을 하고, 필요에 따라 머리나 무릎을 볼스터 등으로 받쳐 주어 중립 척추를 만들기 어렵게 하는 뻣뻣한 척추 부분을 다루는 운동과 습관 변화에 시간을 할애한다. 할 수 있는 만큼 조정하고 다른 부분까지 너무 생각하지 않도록 한다. 척추에 이로운 동작들은 다양하게 있으므로 일부 동작을 할 수 없다고 해서 몸을 돌보지 못하는 것은 아니기 때문이다.

요약하자면: 중립 척추는 다양한 상황에서 효과적인 자세이지만, 모든 상황에서 그런 것은 아니다. 등을 굽히고, 펴고, 비틀면서 척추의 중립에서 벗어나는 움직임들이 많은데, 이러한 움직임들을 정기적으로 수행할 때 중립 척추를 이루기 쉬워지기 때문이다.

몸의 많은 부분이 조정 가능하다는 것을 배우고 자신이 할 수 있는 만큼 조정해 나가는 것은 상당한 가치가 있다.

척추와 디스크에 가해지는 부하를 효율적으로 지지하는 안정적이고 강한 척추는 우리가 몸의 모든 부분을 더 잘 쓸 수 있도록 해주며, 일상생활에서 더 쉽게 움직일 수 있게 해준다. 싱크대 앞에 서서 설거지할 때나, 바닥에서 아이를 들어올리기 위해 몸을 굽힐 때, 저녁 식사 재료를 사려고 식료품점을 거닐 때에도 몸을 더 잘 지탱할 수 있게 해준다. 무엇을 하든지 항상 몸을 더 잘 쓸 수 있게 해준다.

복근 운동할 때 허리

수년간 복근 운동을 가르쳐 오면서 사람들이 단지 복근 강화를 위해 별의별 짓을 하다가 다치는 모습을 많이 봐왔다. 코어 강화는 멋지지만, 그것만으로는 부족하다. 여러분의 몸통은 유연해질 필요가 있는데, 이것은 다방향으로 강해질 수 있다는 의미이다.

대개 허리 근육은 긴장되어 있다. 종종 이 근육들은 척추뼈들이 서로 비틀리는 움직임을 만들지 못할 정도로 긴장되어 우리가 몸통을 비틀 수 없도록 만든다. 관절을 잘 움직여 주는 것이 관절을 건강하게 유지하는 방법이기에, 건강한 척추 관리는 복부 주위와 내부를 둘러싼 근육들의 뻣뻣함을 해결하는 것도 포함해야 한다.

'복부 근육' 하면 주로 몸의 앞쪽에 있는 긴 세로의 빨래판 같은 복근(복직근)으로 생각하는 경향이 있지만, 복부에는 더 많은 근육이 있다. 복부를 위아래로 가로지르는 근육으로 대요근psoas muscle도 있다. 이 근육이 뻣뻣해지면 척추의 비틀림을 방해할 수 있다. 복부 양쪽에는 우측과 좌측에 대각선 방향으로 뻗어 가는 복사근과 그 안쪽에 복횡근도 있다. 이 근육들은 허리를 만들어 준다. 때로는 허리 근육들(따라서 그 아래의 척추)도 뻣뻣해진다. 이렇게 뻣뻣해지면, 척추가 회전하는 것을 더욱 어렵게 한다.

내 말만 그대로 믿지 말고 직접 확인해 보는 것도 필요하다.

먼저 몸통의 근긴장 정도가 얼마나 몸을 비틀 수 있게끔 허용하는지 확인해 보자.

등을 대고 누워서 엉덩이를 약간 오른쪽으로 옮기고, 오른쪽 무릎을 엉덩 관절 위로 가져와 그 자리에 유지한다. 무릎과 골반을 몸통을 지나 바닥 쪽으로 가져온다.

무릎을 바닥으로 낮추기 위해 허리만 얼마나 비틀 수 있는가? 골반을 움직일 때 상체는 움직이지 않고 그대로 바닥에 둘 수 있는가?(오른쪽 그림) 이것이 비틀기이다.

무릎을 내리려면 척추 전체가 얼마나 굴러야 하나? 상체가 엉덩이와 함께 돌아간다면, 이것은 구르기이다.(왼쪽 그림)

이 두 가지 움직임이 얼마나 다른지 보이는가?

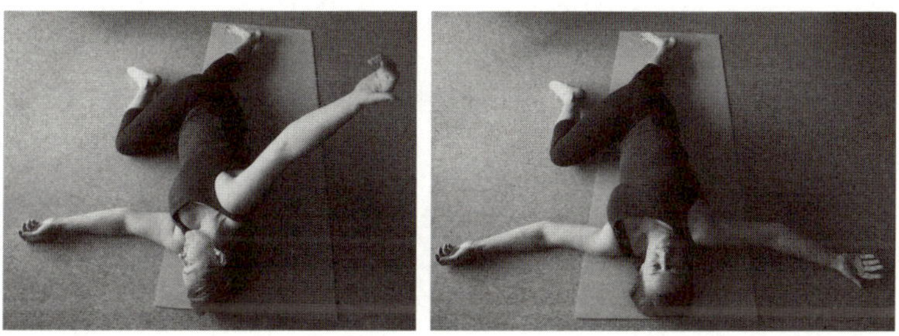

비틀기는 허리 근육을 움직여 더 잘 움직이도록 도와준다. 허리 기능을 개선시키고자 한다면 비트는 동안에 구르고 싶지 않을 것이다. 비틀 때 골반이 많이 움직이지 않더라도 굳어진 부분이 잘 움직여지기보다는 몸통의 중심 쪽에서 잡아당겨지는 느낌이 들기 쉽다.

다른 쪽에서도 반복하여 그 방향으로 쉽게 움직이는지, 어디에서 막히는 느낌이 드는지 확인해 본다. 이렇게 함으로써 척추의 비틀기spinal twist와 척추의 구르기spinal roll의 차이를 느껴볼 수 있다.

이번에도, 내 속임수에 넘어갔다. 이런 측정을 위한 움직임 또한 움직임 개선을 위한 일련의 운동이기도 하다.

척추 구르기 동작은 척추를 크게 움직이지 않지만, 팔을 무릎에서 멀리 뒤로 뻗는다면 건강한 척추 프로그램의 일부가 될 수 있다. 지나치면 뻣뻣한 어깨나 가슴 근육이 팔을 과하게 잡아당겨 척추 전체를 잡아당기는 느낌이 들지도 모른다.

척추의 비틀기 동작은 특히, 흉곽을 내밀지 않고, 목 뒤쪽을 길게 유지할 수 있는 경우에(참조: 5쪽 헤드 램프 운동), 비록 작게 움직이더라도 척추 하나하나가 회전할 수 있는 능력을 유지하는 것을 돕는다.

몸통의 중심에 대해 생각할 때 우리는 주로 어떻게 보이는지에 집중하지만, 어떻게 기능하는지가 더 중요하다. 중심부에서 발생하는 많은 중요한 기능들은 이 영역을 움직일 때 더욱 원활해진다. 척추 안정화, 호흡, 소화, 국소 부위의 혈류 등이 이에 포함된다. 중심부의 움직임을 낭비waste하지 말고, 허리waist를 활용하자.

골반 낮추기Pelvic list 방법과 이유

언젠가 여행 기사를 하나 읽은 적이 있는데, 그 기사는 “한 달 이상의 시간이 없다면 페루로 여행하지 마세요.”라는 문구로 시작하여 페루 장기 여행에서 꼭 즐겨야 할 것들을 나열했다. 그런데 기사의 두 번째 부분에서는 “그래서 단지 3주밖에 시간이 없다면, 이것을 하세요.”라는 내용이 이어졌다. 그러더니 기사의 세 번째 부분에서는 “2주? 그렇다면 이런 것들이지.”로 진행되었고, 이런 식으로 마지막에는 꼭 가봐야 할 최고의 관광명소를 소개했다.

페루 여행에 대한 이 기사의 질문은 “어떻게 하면 페루 여행을 최적화할 수 있을까?”였다. 저자는 최적화를 위해 4주 정도의 시간을 할애해야 한다고 말하고 있다. 그러나 그들은 더 짧은 여행을 최적화하는 방법도 제시했고, 그보다 훨씬 더 짧은 여행을 위한 최적화 방법까지도 제시했다.

나는 이 방식을 충분히 이해한다. 종종 “제가 어떤 움직임을 해야 할까요?”라는 질문을 받곤 하는데, 질문에 맞춰 몸의 각 부분을 하루 종일 움직일 수 있는 방법을 설명하고 나면 새로운 질문으로 이어진다. “매일 한 시간을 할애할 수 있다면, 가장 중요한 것은 무엇일까요?” 이런 경우 첫 번째 요청을 더 적은 시간으로 조정해야 하기 때문에 ‘반드시 해야 하는’ 항목 중에 한 시간 동안 최적화할 수 있는 움직임으로 정리하게 된다. 그러면 또 다시 질문을 받게 된다. "하루 중에 몇 분 동안 할 수 있는 것은 무엇일까요?" 이쯤 되면 이제 이 여행을 가치 있게 만들 수 있는 가장 중요한 것을 선택해야 한다. 지금까지 나는 항상 종아리 스트레칭을 선택했다.

종아리 스트레칭은 수년 동안 내가 가장 많이 해온 운동이다(220쪽 참조). 다른 방식의 움직임과 그것이 그들의 기분을 어떻게 바꿀지에 대해 궁리하는 사람들에게 종아리 스트레칭은 매우 간단하고 측정 가능한 동작이 될 것이다(종아리 스트레칭 측정 방법: 발을 올려놓는 것의 높이의 변화, 발을 올려 두는 높이의 변화, 다른 쪽 다리를 얼마나 멀리 내딛을 수 있는지를 스트레칭하면서 측정해본다).

종아리 스트레칭은 매 걸음마다 생성되는 부하를 바꿀 수

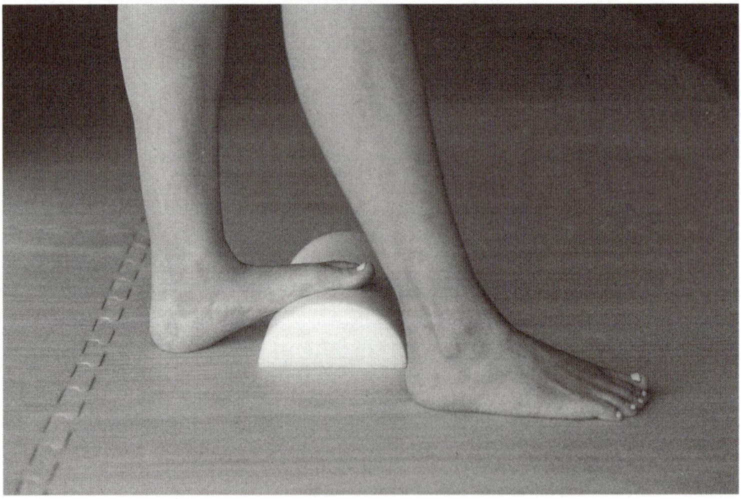

있다. 다리의 가동성mobility은 발, 발목, 무릎, 엉덩이, 척추에 영향을 미친다. 종아리 스트레칭으로 만들어진 새로운 발목 위치ankle position는 평지를 걸을 때나 오르막길을 걷을 때마다 도움이 된다. 상당히 오랫동안 좌식 생활에 젖어 있는 상태일지라도 A 지점부터 B 지점, C 지점까지 몇 걸음 걷기에도 종아리 스트레칭은 효과적이다.

두 번째 몸으로의 여행지는 골반 낮추기pelvic list이다. 골반 낮추기는 허벅지 바깥쪽 근육을 스트레칭시키고 동시에 강화하는 동작이다. 강력한 골반 낮추기 움직임은 균형을 잡아 주며, 계단이나 언덕을 오르내리는 데 무릎에 가해지는 부하를 조절해 준다(189쪽 참조). 이 운동은 엉덩 관절을 이루는 뼈들에 부하를 가하면서 그것들을 강하게 유지시켜 준다(골밀도에 관심이 있다면 이 운동은 배워서 걸을 때마다 쓰는 게 좋다). 또한 한 다리 운동을 할 때 몸 전체를 제어할 수 있도록 돕는다(약간 흔들리는 경우 다리뼈의 큰 근육들이 안정화시켜줄 수 있다). 골반 낮추기 움직임에서 사용되는 근육은 다리뼈와 천골 사이를 주행한다. 강력한 골반 낮추기 근육들은 천장관절에서의 천골에 지속적이고 부드러운 안정화를 제공하므로 이 운동은 '허리 관리care for my lower back'를 위해 필수적이다. 천골 역시 골반의 일부이기에 골반 낮추기 움직임은 '골반기저 관리care for my pelvic floor'를 위한 운동이기도 하다. 지금까지 한 가지 운동에 대해 말하고 있다는 걸 기억하는가?

골반 낮추기 움직임은 모두에게 이롭다. 고령자들은 잃은 줄 알았던 균형 능력을 다시 찾을 수 있으며, 무릎 문제를 해결하지 못했던 운동선수들은 무릎 주변 근육으로만 안정화하려는 경향이 엉덩이 근육의 기여를 방해할 수 있다는 걸 알게 되고, 초보 부모들은 하체를 이용해서 아기를 들거나 운반하는 데 도움을 얻을 수 있다는 것을 깨달을 수 있다.

위의 이유들로 내 두 번째 운동을 첫 번째로 올리면 어떨까 고민하기도 한다. 아이들 중에서도 한 아이만 편애하면 안 되듯이(날 제일 예뻐하는 우리 엄마는 예외), 각각의 움직임이 전체에 독특하고 가치 있는 기여를 한다는 것을 안다.

하지만 여러분이 몸이라는 페루body-peru**로 여행 가고 싶고, 한 곳만을 방문지로 선택한다면!** 왜 내가 여러분이 가고 싶은 곳을 결정하게 놔두는가? 나는 단지 선택지를 제공할 뿐, 결국 가고 싶은 곳을 선택하는 것은 여러분의 몫이다.

여기 '골반 낮추기'라는 지도가 있다.

당신의 여행가이드로서, '낮추기list'라는 해양용어부터 알려주고 싶다. 낮추기란 배가 오른쪽이나 왼쪽으로 기울어질 때, 배의 한쪽을 낮추는 것을 가르키는 용어이다. 골반 낮추기는 골반의 한쪽이 다른 쪽에 비해 낮아지는 운동이다. 이제 왜 그렇게 이름을 붙였는지 이해될 것이다.

먼저, 두 다리를 펴고 체중을 발뒤꿈치에 실은 상태로 선다. 오른쪽 다리를 바닥 쪽으로 밀어 내린다. 이로써 오른쪽 엉덩이

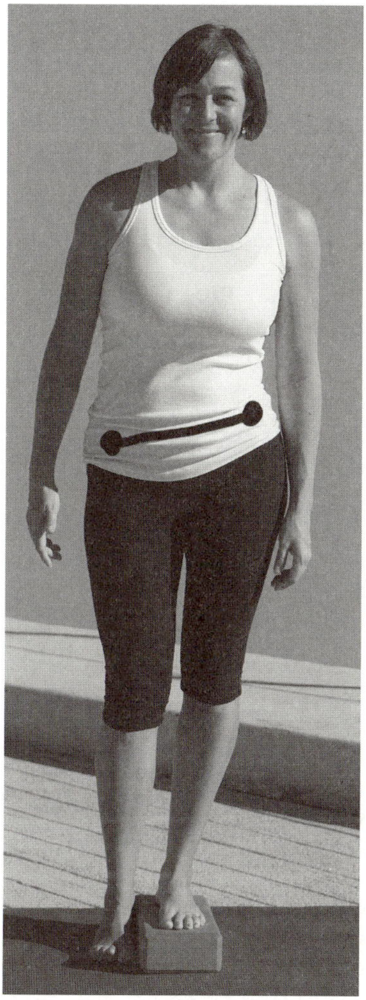 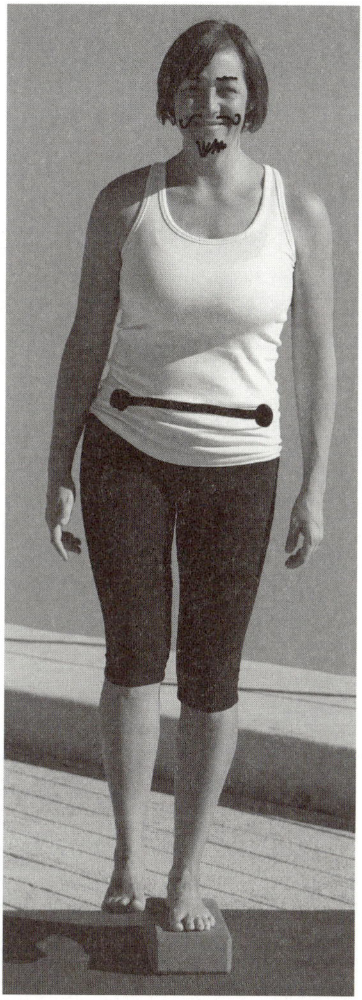

바깥쪽 근육들이 수축되어 왼쪽 엉덩이와 다리가 바닥에서 떨어지게 된다. 천천히 발을 다시 바닥으로 내려놓고 이 동작을 10~12회 반복한다. 다른 쪽도 반복한다.

높이기 동작을 수행했다면, 낮추는 단계에 집중할 시간이다.

오른쪽 발을 두꺼운 책이나 요가 블록 위에 두고 선다. 양다리는 펴져 있어야(무릎을 구부리지 말 것) 한다. 천천히 왼쪽 골반을 낮추지만, 바닥에 닿지 않도록 하여 균형 능력을 체크한다. 왼쪽 골반이 낮춰졌으면 오른쪽 발을 다시 밀어 내려서 왼쪽의 떠 있는 골반을 완전히 끌어올린다. 그리고 다시 내리고 또 올린다. 서 있는 다리의 골반 근육이 피로하게 될 때까지 이 동작을 반복한다. 다리를 바꾸고 반복한다.

여러분의 몸으로의 여행 중에서 골반 낮추기 부분을 안내해서 즐거웠다. 가이드의 조언을 잊지 말기 바란다!

면책조항 DISCLAIMERS, ETC

1 독자들의 개별적인 신체에 대해 알 수 없으므로, 여러분이 설 수 있으며 걷기와 같은 기본 동작을 수행할 수 있는 상태로 가정한다. 또한 여러분이 굽이 있는 신발을 오랫동안 신어 왔고, 대부분의 시간을 앉아서 보냈으며, 매일 많은 거리를 걷지 않는다고 가정한다. 이러한 가정은 어떤 운동을 우선시해야 하는지 결정하는 데 도움이 된다.

2 이러한 운동들에는 실제로 위계 구조가 없다. 수백 가지의 동작 중에서 우선순위는 개별 신체 및 개인의 목표와 관심사에 따라 달라진다. 다수의 독자들을 대상으로 글을 작성하기 때문에 개별적인 정보가 없지만, 몇 가지 간단한 하루하루의 움직임이 실제로 큰 영향을 줄 수 있다는 것을 안다. 이 운동들은 운동을 하는 동안뿐만 아니라 그 이후에도 영향을 줄 수 있도록 고안되었기 때문이다. **이 운동들은 운동하고 있지 않는 동안에도 일상에서 만들어지는 부하를 바꿀 수 있는 능력을 갖고 있다.** 즉 매일 몇 가지 작은 움직임들이 새로운 움직임을 위한 수백 분의 운동시간으로 전환될 수 있다(또한 이미 하고 있는 운동에 쉽게 통합되므로 실제로 각 운동 자체를 더 많이 할 수 있게 된다).

3 그러한 점을 더 확장해서 말하자면, 모든 영양소가 부족한 상태에서 비타민만 복용해서는 안 되는 것처럼, 하나의 움직임만 하게 되면 결과적으로 1) 큰 도움이 되지 않을 수 있고, 2) 해를 끼칠 가능성도 있다. 이것이 운동선수들에게 교차 훈련cross-training을 권장하는 이유이며, 자신의 몸을 전체적으로 탐험하는 것을 고려해 보라고 제안하는 이유이다. 몸은 탐험하기에 훌륭한 장소이다! 다른 말로 하면, 산책하면서 골반 낮추기를 하거나 종아리 스트레칭과 함께 해보거나, 대퇴사두근 스트레칭도 해본다. 그리고 함께 원숭이처럼 매달려서 즐겨 본다. 이해가 되었길 바란다.

비행기, 기차 그리고 요통

어떤 신체 부분이 어느 그룹에 속하는지는 항상 명확하지 않다. 예를 들어, 척추 아래에 위치한 큰 삼각형 모양의 골반이라고 할 수 있는 천골은 척추의 일부로 간주되지만, 골반을 이루는 뼈 중 하나이기도 하다.

천골을 어떻게 분류해야 할지는 분명하지 않지만, 긴 여행의 긴장으로 인해 천골 주변의 관절에 통증이 발생할 수 있다는 것은 알고 있다. 이는 천골과 양쪽 다리 사이를 따라 움직이는 작지만 강력한 이상근piriformis의 긴장 때문이다.

오랜 시간 엉덩이가 의자에 고정된 상태로 오랫동안 앉아 있으면, 이상근이 뻣뻣해져 천골(허리? 골반? 엉덩이?) 영역에 통증을 일으킬 수 있으며 장기적으로는 엉덩 관절을 뻣뻣하고 약하게 만들 수 있다.

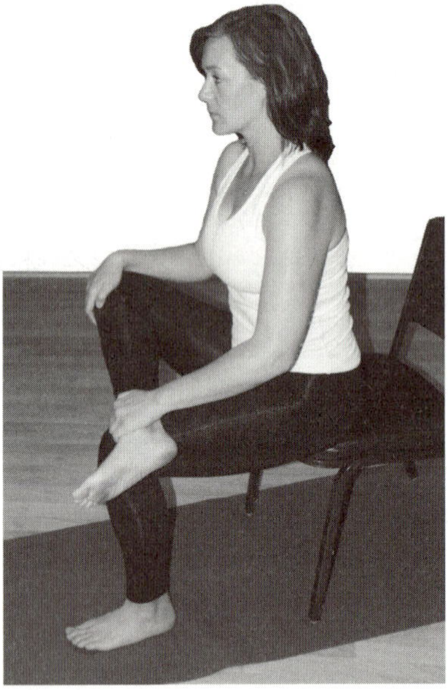

항상 즐기는 움직임 중 하나는 4자 스트레칭Number 4 Stretch이라고 부르는 동작이다(숫자 4와 비슷한 자세라 그렇게 이름 붙였다).

이 운동의 가장 간단한 버전은 의자에 앉아서 할 수 있다(그림 참조). 의자 앞쪽에 앉아, 한쪽 발목을 반대쪽 무릎 위에 교차시키고 골반을 앞쪽으로 기울인다. 이것만으로도 좋은 스트레칭이 될 수 있지만, 더 강한 스트레칭을 원한다면 앞으로 몸을 숙인다.

주의 만약 엉덩 관절이나 무릎에 인공 관절이 있다면, 이 스트레칭을 줄이거나 피하는 것이 좋겠다. 하지만 무릎이나 엉덩 관절 문제를 예방하고 싶다면 4자 스트레칭을 자주 실시하기 바란다!

이 운동은 심지어 의자도 필요하지 않다. 벽에 기대거나, 서서 균형을 잡고 의자에 앉는 척하면서 할 수도 있다. 실제 의자를 다양한 모양과 크기의 상상의 의자로 대체하기 바란다.

4자 스트레칭을 목베개를 꺼내듯이 손쉽게 할 수 있다. 운전 중에는 실제로 할 수 없지만, 차의 뒷좌석에서는 할 수 있으며, 비행기 안에서도 좋다. 다시 말하지만, 비행기를 조종하는 경우에는 불가능, 비행기 좌석에서는 공간이 너무 좁기 때문에 어렵지만, 일등석의 바나 클럽에서, 비행기를 기다리는 동안 공항의 벽에 기대서, 비행기의 좌석 뒷공간에서도 충분히 할 수 있다.

아마 지금 이 글을 읽는 동안에도 할 수 있을 것이다.

쏘아사나PSOASANA

'시체 자세'로도 알려진 사바사나Savasana는 등을 대고 바닥에 눕는 자세인데, 요가 자세 중에서도 아주 어려운 자세로 알려져 있다. 이는 몸이 힘들어서가 아니라 마음에 어려운 자세이다. 그냥 편안하게 누워 있으면서 계속 스스로에게 집중하거나, 적어도 잠들지 않으려고 노력하는 것이 어렵기 때문이다.

망상이 많은 마음은 이 자세를 유지하는 동안 집중하기 어려울 수 있지만, 실제로 많은 사람들이 신체적인 부분에서 어려움을 겪는 것으로 보고되었다. 《메이요 크리닉Mayo Clinic》 학술지에 게재된 '요가 수행으로 인한 연부조직 및 골성 부상: 생체역학적 분석과 관리에 대한 함의'라는 요가 수업 이후의 장기적인 부상 보고를 검토한 논문에 사바사나가 포함되었다.

사바사나는 12개 자세 중 하위 3위에 있었지만, 여전히 머리서기headstands와 다리찢기splits보다 더 많은 부상 사례가 보고되었는데, 요가 수업 이후 부상을 보고한 89명의 환자의 의료기록을 검토한 연구에서 다루어진 것이다. 사실, 많은 사람들이 등을 대고 누울 때 아프다고 보고했다. 그 이유는 무엇일까?

우리 관절의 기능 중 하나는 우리 몸이 다양한 환경에 접근할 수 있도록 하는 것이다. 눕는 경우, 우리 몸의 여러 관절은 바닥에 접근할 수 있도록 충분히 관절 움직임을 할 수 있어야 한다. 간단히 말해서, 바닥에 눕기 위해서는 바닥에 누울 수 있을 만큼 움직일 수 있어야 한다.

우리는 대부분의 시간을 상대적으로 정지된 상태에서 앉아서 보내면서 태아 자세fetal-ish position에 적응하게 된다. 밤에 잠을 잘 때에도, 의자에 앉아 지내면서 적응된 모양에 편한 쿠션 위에서 잠을 자기 때문에 이런 자세를 더 오랜 시간 유지하게 된다(그래서 나는 바닥에서 잔다. 단단한 표면일수록 나의 관절 가동성뿐만 아니라 모든 살점이 도전하게 한다). 이런 자세를 반복하게 되면 어떻게 될까? **많은 사람들이 충분히 유연하지 않기 때문에, 등을 대고 누울 때 완전히 평평하게 눕기 힘들다.**

뻣뻣한 엉덩이, 다리, 그리고 상부 척추(즉 의자에 앉아 지낸 수십 년 동안의 신체적 적응에 의해)는 우리가 누울 때 왼쪽 그림보다는 오른쪽 그림처럼 되도록 만든다.

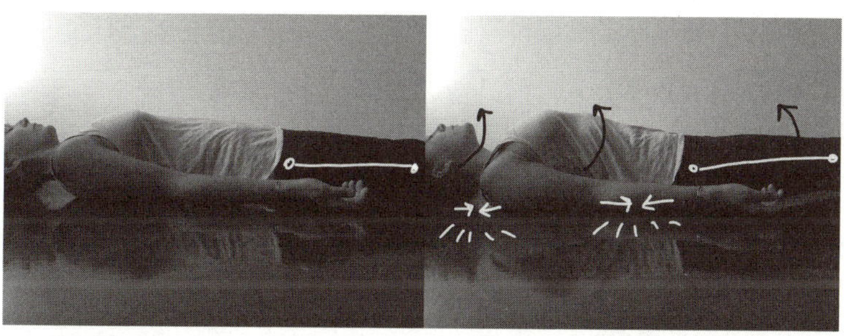

몇 가지 역학

일반적으로 등을 대고 누워 있기 위해서는 윗부분의 척추 각각이 약간씩 펴져서 머리와 어깨가 바닥에 닿을 수 있도록 해야 하며, 엉덩 관절은 다리를 평평하게 펼 수 있도록 180°로 신전되어야 한다.

완전히 눕지 못할 때, 모든 부분이 닿지는 않더라도 어떤 부분은 여전히 바닥에 닿을 수 있다. 검은 화살표는 어떤 미묘한 움직임이 일어날 수 있다는 것을 보여 준다. 상부 척추가 타이트해서 아래로 편안하게 누울 수 없는 경우, 무거운 머리가 떨어지면서 목을 과도하게 신전시킨다(들어올려진 턱에 주목). 그리고 전체 흉곽은 뒤로 기울어져 앞쪽 갈비뼈의 하단이 공중에 들어올려질 수 있다(흉곽 회전에 주목). 이렇게 움직이면 척추에 압력을 가해 통증을 유발할 수 있다.

다리를 바닥에 내려놓을 때 엉덩 관절이 충분히 신전되지 않는다면, 발은 바닥에 있더라도 허벅지가 바닥에서 들릴 수 있다(허벅지의 화살표 참조). 하지만 다리는 무겁기 때문에 엉덩 관절이 충분히 신전되지 않더라도 중력은 다리뼈를 바닥으로 끌어내리게 된다. 이 상태에서 다리를 내리면 골반이나 흉곽을 끌어당겨 허리의 아치를 더 과하게 만들 수 있고 척추 부위를 압박할 수 있다. **이것은 장시간 등을 대고 누워 있을 때(잠잘 때나 마사지 받을 때) 무릎 아래에 부드러운 지지대를 두면 편안함을 느끼는 이유이다.** 이렇게 긴장된 부분을 들어올리면 다른 부위를 불편하게 당기거나 끌어내리지 않는다.

그래서 '평평하게 누워 있기'와 같이 간단한 동작조차도 일부 신체에서는 척추의 과도한 굴곡flexion과 신전extension(여기에서는 척추의 전단vertebral shear이라고 말하고 싶다)을 유발할 수 있다.

자신의 몸이나 움직임 지도자로서 학생들의 몸에서 이러한 변위displacements를 본 적이 있을 것이다. 몸의 일부는 땅에 닿을 수 있지만, 턱, 흉곽, 다리뼈, 척추는 그렇게 하기 위해 변위될 수 있다. 시키는 대로 완전히 평평하게 눕는 게 가능하지 않은 사람들이 많다. 움직임 부족에 적응한 신체 부위를 감당하는 데에는 시간이 필요하다. 그래서 휴식하는 게 어려운 사람들이 많은데, 마음이 긴장을 풀지 못하는 것뿐 아니라 구조적으로도 빨리 긴장을 풀지 못한다(휴식은 단지 정신적인 상태뿐만 아니라 신체적인 능력이기도 하며, 두 가지 사이에는 분명한 관계가 있다).

현재 상황에서 등을 대고 쉽게 눕는 훌륭한 방법은 바닥에 닿지 않는 신체 부분에 지지물(베개와 담요)을 추가하는 것이다. 이렇게 하면 이들 부위가 척추에 해로운 방식으로 다른 부위를 당기지 않도록 할 수 있다. 그러나 이는 신체의 뻣뻣한 부분에 대한 문제를 실제로 해결해 주지 않기 때문에, 평평하게 누울 수 있게 되려면 대요근 이완psoas release을 추가하는 것이 좋다(150쪽 참조). 이를 '쏘아사나psoasana'라고 부르자. 또는 시간을 절약하고 개별적 요구를 잘 들어주기 위해 요가나 기타 운동 수업의 누워 있는/사바사나 부분을 대요근 이완으로 교체할 수 있다(한 가지 가능한 대체 방법 — 아마도 여러분의 대요근 부분은 잘 움직이지만, 다른 엉덩 관절 굽힘근인 장골근이나 대퇴직근은 그렇지 않을 수도 있다. 혹은 바닥에 닿지 않는 어려운 이유가 상부 척추의 가동성 제한 때문일 수도 있다. 이러한 경우에는 신체에 가장 필요한 것을 제공하는 움직임을 선택할 수 있다).

볼스터 같은 것을 사용해서 대체하는 것과는 다른 점이 있다. 볼스터를 이용하면 움직임을 좀 더 쉽게 만드는데, 동작이 어려워지는 원인을 항상 바꿔 주지는 않는다. 항상 잘 움직이게 해주는 게 아니라, 여기서의 접근 방식은 둘 다 해보는 것이다 — 움직임을 더 쉽게 만들고, 동시에 신체의 움직임을 늘리는 것이다. 사바사나가 왜 자신의 몸에 맞지 않는지를 찾고 변경할 수 있는 환경을 조성해 보자.

이것은 오랜 독자들이 자주 묻는 교정 운동을 다른 운동 형식의 수업에 어떻게 적용할지에 대한 질문에도 답을 준다. 만약 사람들이 생활에 쓰이는 큰 동작들을 배우기 위해서가 아니라 요가를 배우러 왔다면, 필요한 경우 사바사나를 '쏘아사나'*로 대체해 본다. 쏘아사나가 반드시 더 쉬운 동작은 아니다. 단지 학생들이 수업 때 보여 주는, 의자에 앉아 지내 생기게 된 몸과 마음의 문제들chair baggage에 대해 인식하게끔 하고, 그러한 부하를 안전하게 경험하고 해결할 수 있는 공간을 제공해 주는 것이다.

* 사바사나로 수업을 마치는 이유는 다양하다. 위에서 대체 동작이 모든 수업에 적합하지는 않을 수 있다. 여기에서는 주로 요가 수업의 요가 수련 중 체위나 동작에 대해 언급한다.

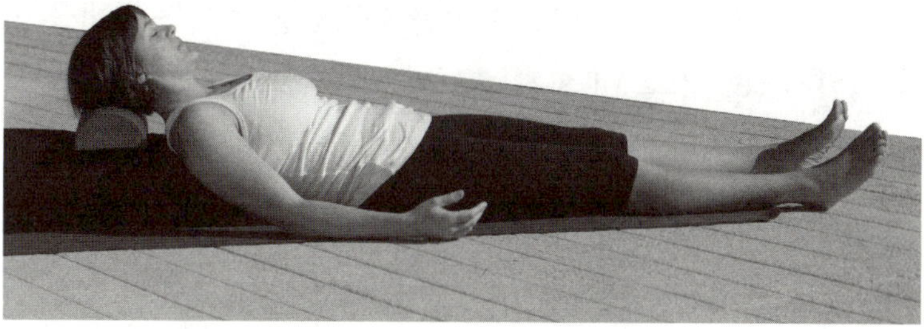

사바사나(또는 등을 대고 눕는 것)가 '힘든가?'

바닥에 누워 있는 것을 위험하거나 고급 동작으로 분류하는 데 대한 논란이 있다. 하지만 많은 사람들에게 누워 있는 것이 어렵다는 점을 인식하도록 하는 것은 매우 중요하기 때문에 이 글을 쓰고 있다. 이 문제는 개별적으로 그리고 운동 전문가 수준에서 더 완전한 지도 형태로 다뤄져야 한다.

다른 한편으로는, 사회적으로 장려하는 환경과 움직임 습관의 관계와 그 영향을 인식하는 것이 필요하다. 이 움직임을 정의하는 것은 어렵지 않다. 인류가 오래 해오던 매우 기본적이고, 강도가 낮고, 부상을 입히지 않는 움직임을 생각하면 된다. 그러나 지금은 움직이지 않았던 생활 방식 때문에 이 간단한 휴식 자세가 어려워졌다. 많은 몸들이 편안하게 할 수 없을 정도로 어려워졌다.

우리는 움직임의 어려움이 어디에서 비롯되는지 이해해야 한다. 어떠한 움직임을 본질적으로 부적합하다고 인식한다면, 동작을 어렵게 만든 습관을 없애는 대신 우리 문화에서 더 많은 움직임을 없앨 위험이 있다. **어려운 움직임을 없애는 방법을 쓰면 시간이 지날수록 더 좌식문화(움직이지 않는 문화)가 견고해질 수밖에 없다.**

움직임 지도자로서, 더 완전한 움직임 교육은 베개를 추가하거나 동작을 바꾸는 것 이상이라고 믿는다. 결국 우리는 운동 외의 것도 가르칠 수 있어야 한다. 예를 들어, 대요근 이완(쏘아사나)은 다른 운동이 가능하도록 도와주는 운동으로 사용될 수 있지만, 우리는 운동 그 이상을 생각해야 한다. 현재 사회에서는 딱딱한 바닥에 등을 대고 눕는 것과 같은 오래된 인간의 움직임을 거의 하지 않아서 우리는 그러한 움직임을 더 이상 할 수 없게 되어 가고 있다.

단순히 체력을 유지하기 위해 운동하기보다, 움직임을 회복시켜 보다 폭넓은 경험이 가능해지도록 운동할 수 있다. 대요근 이완 운동은 사바사나를 더 잘할 수 있게 해주고, 침대나 바닥에 편안하게 누울 수 있도록 도와 좋은 잠을 자는 데 도움이 될 수 있다. 나무 아래에서 쉬거나 별을 바라보며 눕는 데 도움이 될 수 있다. 차량 아래로 들어가 기름을 교환하는 데 도움이 되며, 그 외 누워서 즐길 수 있는 모든 활동에 도움이 될 수 있다.

대요근 이완이 필요할 때는 언제든 해보자. 따로 할 수도 있고, 운동 세션을 마무리하는 간편하고 회복력 있는 방법으로 쏘아사나를 사용할 수도 있다. 이 작은 동작에는 큰 이점이 있다.

5

골반과 골반기저

your Pelvis & Pelvic Floor

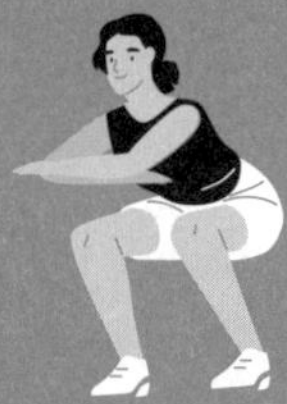

“

골반은 다양한 부위의 접합부로, 거리상 멀어 보이는 부분과도 연결되어 있다(예를 들어, 골반과 정강이를 연결하는 근육들이 있다는 것을 알고 있는가? 그래서 무릎과 정강뼈의 움직임이 골반기저근을 움직이게 한다). 골반 부위는 전신의 움직임에 의해 영향을 받는데, 달리기나 점핑 같은 움직임뿐만 아니라 우리가 움직임이라고 생각하지 못했던 호흡과 같은 섬세한 움직임에 의해서 더욱 영향을 받는다.

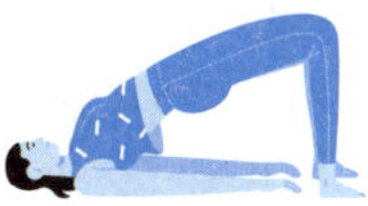

골반의 언어

모든 학문 분야에는 고유의 전문 용어가 있다. 움직임에 대한 연구에 있어서도 마찬가지인데, 부위의 위치와 움직임의 방향을 명확히 설명할 수 있는 단어를 갖고 있다. 회내pronation와 회외supination 또는 굴곡flexion과 신전extension과 같은 용어들은 '위로', '아래로', '오른쪽으로 또는 왼쪽으로'와 같이 방향을 설명해 주는 단어들보다 특정한 움직임을 더 정확하게 설명해 준다.

해부학적 용어는 또한 관절에 대한 팔다리의 위치를 설명하는 용어도 포함하고 있다. 팔다리가 몸의 중앙선에서 멀어지는 경우 '외전'이라고 하고, 몸의 중앙선으로 팔다리가 가까워지는 경우 '내전'이라고 한다. 그리고 '중립'은 해부학적 중립을 줄인 말로, 해당 부위가 모든 방향으로 최대한 잘 움직일 수 있는 골격의 위치를 의미한다.

'중립 골반'은 주변 관절에 대해 가능한 최대로 골반을 기울이거나 비틀 수 있는 골반의 위치를 의미한다. 중립은 고정된 자세에서 측정되지만, 중립의 뼈 구조는 움직일 때 그 가치가 더욱 커진다.

그러나 실제로 중립 골반을 어떻게 측정해야 할지는 여전히 명확하지 않다. 처음에는, 그러니까 약 40여 년 전부터는, 측면에서 볼 때 골반의 앞쪽에 있는 두 지점(전상장골극the anterior superior iliac spines, or ASIS)이 골반의 뒤쪽의 두 지점(후상장골극the posterior superior iliac spines, or PSIS)과 수평면상에 있을 때 골반이 중립인 것으로 인정되었다. 이것은 치골결합이 다른 골반 부위보다 조금 앞에 위치하는 정렬이다. 나중에 다른 문헌에서 골반의 중립은 전상장골극ASIS이 치골결합과 수직면에서 일치할 때로 정의되었다(왼쪽 그림).

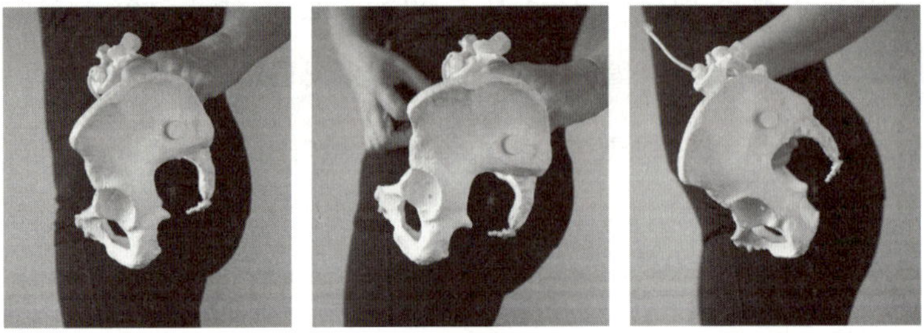

중립(neutral) 후방경사(posterior tilt) 전방경사(anterior tilt)

전상장골극ASIS과 치골결합pubic symphysis이 수직면에서 일치하는 방법을 선호하지만, 많은 사람들은 여전히 앞에 설명된 방법을 사용한다. 그런데 정말로, 무엇이 가장 좋은 방법일지 누가 알 수 있을까? 우리 몸은 사용 설명서가 따로 없으며, 두 가지 정렬을 측정하는 방법 사이의 차이는 미묘하고 크게 중요하지 않은 듯하다.

전상장골극ASIS과 치골결합pubic symphysis을 중립 골반의 측정 기준으로 사용하는 이유는 실용적이기 때문이다. 전상장골극ASIS과 치골결합pubic symphysis과는 달리, 후상장골극PSIS은 쉽게 볼 수도, 만질 수도 없다. 종종 살덩어리에 묻혀 있어 전상장골극ASIS과 치골결합pubic symphysis만큼 돌출되어 있지 않다. 임상적으로 훈련된 전문가조차도 이러한 후방 돌출부위PSIS를 신뢰할 수 있을 만큼 식별하는 데 어려움을 겪을 수 있으므로, 일상적으로 자신의 골반 위치를 확인하고 싶은 사람들에게는 아마도 좋은 방법이 아니다.

골반의 움직임과 위치를 설명하기 위해서도 전문적인 해부학 용어가 사용되는데, 그중 일부는 합리적이다. 예를 들어, 골반이 앞으로 기울 때(골반 전방경사anterior pelvic tilt; 오른쪽 그림)와 골반이 뒤로 기울 때(골반 후방경사posterior pelvic tilt; 가운데 그림)에는 앞쪽을 가리키는 '앞쪽으로anterior'와 뒤쪽을 가리키는 '뒤쪽으로posterior'라는 용어가 사용된다. 여기서 '앞쪽으로'는 골반의 윗부분이 앞을 향하는 것을 의미한다. 골반의 윗부분이 한 방향으로 기울 때, 골반의 아랫부분은 반대 방향으로 움직이기 때문에 '앞쪽으로' 기울어질 때, 골반의 아래 부분은 뒤쪽으로 기울어진다. 이렇게 해부학 용어를 사용할 때에는 골반의 어느 부분의 움직임을 설명하고 있는지 기억해야 한다.

골반 움직임에 대해 좀 더 쉽게 설명해 보겠다. 골반은 그릇과 비슷한 모양이기 때문에 '골반이 스프 그릇이라고 상상해 본다. 골반을 앞으로 기울여서 스프를 앞으로 쏟아내는 것처럼 해본다(골반 전방경사). 이제는 골반을 뒤로 기울여서 스프를 뒤로 쏟아내는 것처럼 해본다(골반 후방경사).'라고 간단히 말할 수 있다.

또 다른 방법으로는 개의 꼬리를 상상하는 것이다. 불안하거나 복종할 때의 개는 꼬리를 말아 넣어 골반을 뒤로 기울이는 모습을 더 명확하게 보여 준다. 따라서 움직임 지도자는 종종 골반 후방경사로 골반을 뒤로 기울이도록 할 때 이것을 떠올리도록 지도한다. 또한 골반 전방경사를 해야 할 땐 개가 꼬리를 들어 흔들 때처럼 골반을 앞으로 기울이라고 한다.

요약하면 다음과 같다.

골반 전방경사: 골반을 앞으로 기울임

골반 후방경사: 골반을 뒤로 기울임

골반 중립은 이 둘 사이에 위치한다.

골반의 중립은 중립 척추의 일부이며, 골반과 척추의 중립 상태를 유지하면 다양한 활동을 할 때 부하를 최적화하는 데 도움이 된다. 휴식 상태에서 골반의 전방경사가 너무 큰 경우, 골반을 뒤로 기울이는 연습을 통해 중립 상태로 돌아갈 필요가 있다. 골반의 후방경사가 너무 큰 경우에도 골반의 전방경사 움직임 연습이 필요하다. 골반을 뒤로 기울이는 것을 운동 순서 중 포함시켜야 할 경우도 있고, 어떤 경우에는 반대의 움직임이 필요하다.

여기까지는 골반의 전방-후방 움직임에 대한 용어 정리였는데, 골반의 다른 움직임들도 물론 있다. 오른쪽 골반만 왼쪽보다 높은 경우 (예를 들어 오랜 시간 줄을 설 때 편하게 서고 싶어 오른쪽 엉덩이를 옆으로 밀어서 서는 경우), 더 높은 오른쪽 엉덩이는 올림 elevation, 낮은 왼쪽 엉덩이는 내림 depression되었다고 한다.

혼란스러울 수 있지만, 때로는 이 골반 위치도 기울기라는 용어로, 측면기울기 lateral tilt 라고 해부학적 용어로 부른다. 이때 측면이란 해부학 용어로 몸의 중앙선에서 멀어진 방향이나 옆면을 의미한다.

골반이 측면으로 기울어진 상태인 경우, 중립이 아니다. 중립 골반에서 오른쪽과 왼쪽 전상장골극 ASIS은 같은 높이에 위치한다.

라틴 댄서들에게 익숙한 것처럼 골반은 비틀릴 수도 있다. 이 비틀림 twist 운동은 해부학적으로 회전 rotation이라고 불리며, 이 용어는 상당히 직관적이다. 아마도 예상했겠지만, 골반 한쪽이 앞으로 나와 비틀린 상태는 중립 골반이 아니다. 만약 벽을 향해 서 있다면, 오른쪽과 왼쪽 전상장골극ASIS은 벽으로부터 같은 거리에 있어야 한다.

여러분의 골반의 위치를 다시 생각할 때 여러 방법으로 조절할 수 있다. 골반의 전방경사와 후방경사, 오른쪽과 왼쪽 골반의 높이, 그리고 한쪽을 기준으로 다른 쪽 골반의 회전.

그러나 이러한 방법만이 골반을 조절하는 유일한 방법은 아니다. 그렇지만 지금으로서는 이 정도면 충분하다.

골반에 주의를 기울여 보자

골반의 위치를 조절하는 또 다른 방법으로는 엉덩이(따라서 골반도 함께)를 뒤로 미는 것이다. 이렇게 골반을 이동translation 하면 바닥에 대한 골반의 위치가 변한다. 이 과정에서 골반은 기울어질 수도 있지만, 이 기울임은 이동과 별개의 움직임이다. 그러니 이 조정 방법에 대해 알아보자.

'올바른 자세'를 떠올릴 때, 우리는 종종 '어깨를 뒤로한' 자세를 생각하지만, '올바른 자세'를 취할 때 우리는 어깨를 뒤로 당기는 것보다는 흉곽을 들어올리고 골반을 앞으로 밀어내는 경향이 있다. 우리가 '똑바로 선 자세'를 취할 때에는 골반을 앞으로 많이 이동시킨다. 이는 미세한 차이처럼 보일 수 있지만,

역학적 관점에서 보면 이러한 만성적인 자세 습관은 최대 30도까지 신체 부위의 각도를 변경시킬 수도 있다. 이는 결과적으로 신체에 가해지는 부하와 작용 방식을 변경시키게 된다.

다음 그림의 나의 자세는 어떠한가? 어느 부위를 보아야 하고, 어떻게 평가하는지를 모른다면 어려울 수 있다. 구부정한 자세는 아니지만, 이것만으로 충분한가?

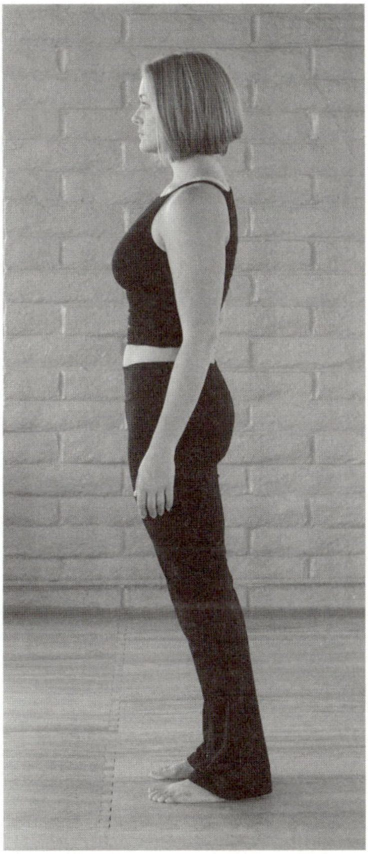

객관적인 표지objective markers를 사용하면 신체에 가해지는 부하를 이해하기 쉬워진다. 동일한 그림에 발목, 무릎 및 엉덩 관절을 따라 선을 그으면 이 자세가 '구부러져 선 자세'로 '똑바로 선 자세'와는 다르다는 것을 알 수 있고, 골반을 엉덩이 위로 옮겨 다리와 수직으로 만들 때 상체와 하체 사이의 관계가 어떻게 변경되는지 볼 수 있다.

만약 자신이나 다른 사람의 자세를 평가하고자 한다면, 역학적으로 평가할 수 있는 눈을 연마하여 발목, 무릎 및 엉덩 관절 사이의 관계를 살펴보도록 한다. 그런 다음 이 관절들을 연결한 선을 그어 하체에 대해서 앞으로 기울어(수직이 아닌)졌는지 확인한다. 조정하기 위해 엉덩이를 뒤로 이동시켜 이 세 점을 정확히 일직선으로 정렬시킨다. 이때, 신발을 벗거나 완전히 평평한 신발을 신도록 한다.

몸의 주요 축이 이렇게 중력선plumb line과 나란하게 수직이 되어 '해부학적 중립' 위치가 형성되면 모든 방향으로의 움직임을 가능하게 할 뿐 아니라, 여러분의 체중을 구조적으로 지지해 주는 능력을 최대로 끌어올릴 수 있게 된다.

골반을 뒤로 옮기면 발이 편해진다

같은 역학적 관점을 사용하여 엉덩 관절에서 바닥까지 수직선을 그려본다. 이렇게 하면 골반이 어디쯤 위치하는지에 따라

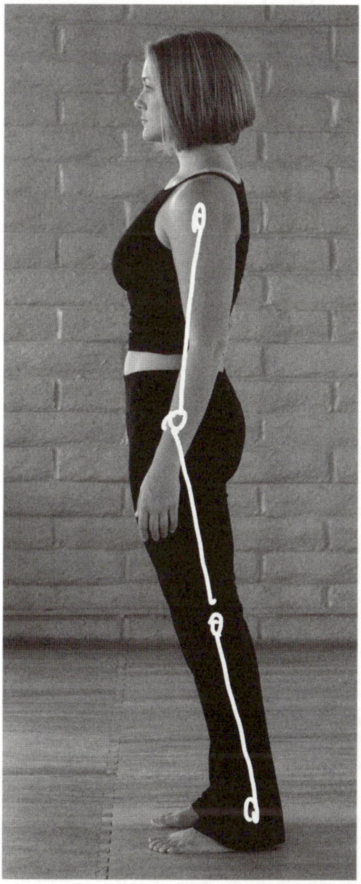

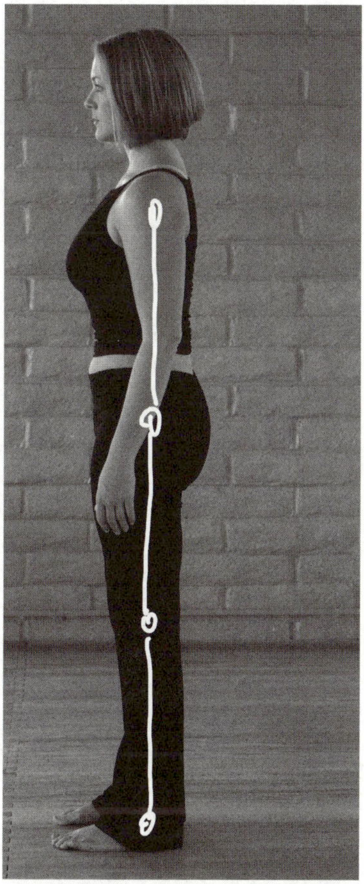

발의 어느 부분이 체중에 의해 압력을 받는지 알 수 있게 된다. 다음 왼쪽 그림에서처럼 앞으로 이동된 골반은 발 앞쪽의 작은 뼈와 근육에 부담을 주게 되는 반면, 오른쪽 그림처럼 골반을 뒤로 옮기면 훨씬 더 크고 밀도가 높은 발 뒷부분으로 체중부하가 실려 발 앞쪽의 작은 부위의 부하가 분산되면서 균형, 움직임 및 필요하다면 치유에 도움이 될 것이다.

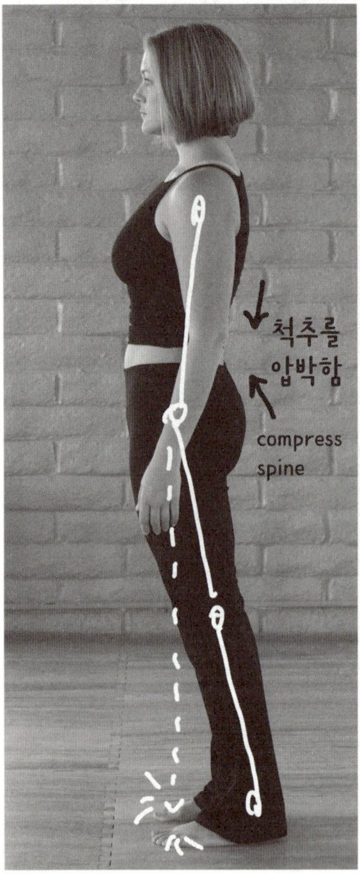

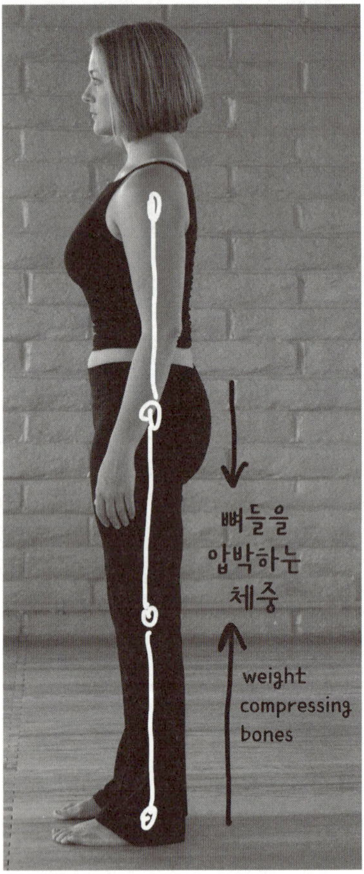

골반을 뒤로 옮기는 것은 쉽고 빠르며 비용이 들지 않지만, 굽이 높은 신발을 신은 채로 할 수는 없다. 굽이 있는 신발은 자동으로 골반을 앞으로 이동시키므로 맨발로 엉덩이를 뒤로 옮기는 것을 시도해 본다. 체중을 충분히 뒤로 옮겨 발가락들이 땅에서 떨어지도록 해본다. 발뒤꿈치에 실린 체중이 느껴질 것이다.

골반을 뒤로 옮기면 엉덩이가 체중을 지지한다

체중에 대해 생각할 때 우리는 보통 몸무게가 얼마나 나가는지 떠올리는데(그게 맞는 것 같지 않나?), 사실 체중은 수직 방향으로 중력에 의해 당겨지는 우리의 질량이다.

골반이 다리 위에 있지 않으면, 다리 위에 있는 부위의 무게는 다리뼈에 압력을 주지 않게 된다. 이러한 자세에서는 중력은 몸을 압박하는 대신 양궁에서의 '활' 모양을 만들게 된다. 골반을 뒤로 옮기면 나의 체중이 다리와 골반뼈 위에 얹혀져 나의 엉덩이가 나의 체중을 제대로 감당할 수 있게 된다. 나의 체질량body mass은 그림에서 동일하지만, 체중은 수직력이므로 수직이 되지 않을수록 다리, 엉덩 관절 및 골반에 대한 체중부하가 적어진다.

체중부하를 받는 엉덩이를 원하는 것은 골밀도 때문이다. 하지만 우리는 체중부하를 받으며 우리의 몸을 쓰고 있지 않는 듯하다. 앉아 있으면 엉덩 관절에 가해지는 부하가 줄어들어 체중부하를 적게 받는다. 심지어 움직이거나 운동을 할 때에도 정렬이 바르지 않으면 여전히 엉덩이가 체중부하를 제대로 받기 어렵다. 따라서 우리의 문화는 골감소증bone loss을 유발할 위험성이 크다. 의자에 앉아 지내는 습관, 뒷굽이 있는 신발을 신는 문화이기 때문이다.

뼈 건강을 촉진하기 위한 첫 번째 단계는 체중부하를 받는 자세로 몸을 움직이는 것이다. 발목 위에 엉덩이를 위치시키고 상체를 엉덩이 위에 정렬하는 것이 중요하다. 그런 다음 많이 걷는 것이 좋다.

골반을 뒤로 옮기면 허리가 편해진다

다시 한번 132쪽 그림의 앞으로 나온 엉덩이 자세에서 허리의 움직임을 살펴보자. 상체는 뒤로 골반은 지속적으로 앞으로 나오게 되면 요추(허리)를 압박하며 척추, 추간판(디스크) 및 천골에 대한 각도와 부하를 변화시킨다. 어떻게 해야 할까? 골반을 뒤로 옮긴다. 또한 압박을 풀기 위해 갈비뼈를 내린다(25~30쪽 참조).

임신 중에는 더욱 골반에 주의를 기울인다

다음 그림에서 화살표로 나타낸 문제들은 종종 임신의 '일반적인 부작용'으로 여겨지며, 생리적인 이유(릴랙신이라는 호르몬은 우리를 SOFT하게 만든다!)로 설명되곤 한다. 그러나 나는 역학적 관점에서 반박하고 싶다. 임신 전과 임신 중에 우리의 몸을 어떻게 지탱하고 사용하는지가 임신 기간 중에 느끼게 되는 문제들에 큰 영향을 미칠 수 있다고 말이다.

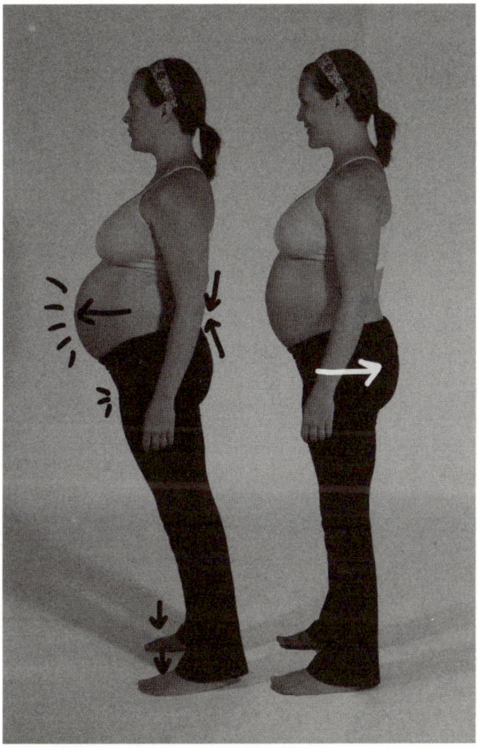

골반이 앞으로 이동하면 몸 전체에서 부담이 실리는 위치가 바뀐다. 앞으로 나온 골반과 태아와 함께 늘어난 체중은 다음과 같은 영향을 줄 수 있다.

- 골반의 오른쪽과 왼쪽 부분을 서로 떼어 놓는 힘이 생성되어 치골 결합pubic symphysis 부위의 인대에 부담이 커질 수 있다.
- 엄청나게 단단한 복부 내용물이 안쪽에서부터 앞쪽의 복부 근육을 과도하게 밀어내어 복부 근육 사이의 공간을 지나치게 넓힐 수 있다(이 근육들 간의 분리를 발생시킬 수 있는데, 복직근이개diastasis recti 라고 불린다).
- 요추를 압박하고 천골에 불필요한 압력을 가할 수 있다.
- 발의 앞쪽 작은 조직에 과도하게 체중이 실리게 된다.

요약하자면, 임신과 관련된 많은 근골격계 문제는 우리 몸의 전반적인 약화와 관련이 있다. 즉 임신으로 증가된 체중이 골반을 앞으로 끌어당기고 뒤쪽에서 이에 대항하는 근력이 없기 때문에 쉽게 발생될 수 있다. 약화된 상태는 임신 중 증가하는 체중에 의해 계속해서 악화될 수 있다. 그래서 골반을 뒤로 옮긴다(그리고 신발이 이에 적합한지 확인한다). 이렇게 하면 우리를 괴롭히는 부분에 가해지는 부담은 줄이고, 더 힘을 써야 할 필요가 있는 부분에 부하가 실리게 될 것이다.

천골의 끄덕임(뉴테이션/카운터뉴테이션)

정확하게 설명하자면, 골반은 오른쪽, 왼쪽의 관골hip bones과 그 사이에 삽입된 천골sacrum로 이루어져 있다. 천장관절sacroiliac joints은 관골의 윗부분인 장골ilium과 천골sacrum이 연결되는 부분이다. 골반 앞쪽의 바닥 쪽에는 관골의 오른쪽과 왼쪽이 만나는 치골결합pubic symphysis이 있다.

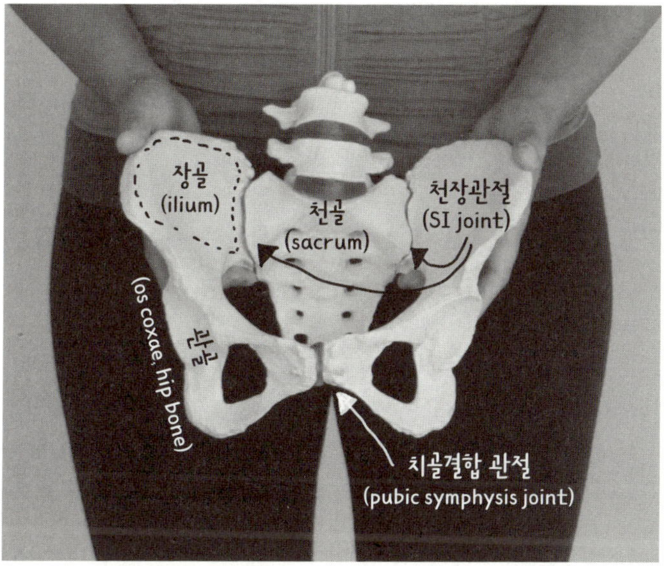

골반이 회전하거나 전후로 기울거나 측면으로 기울 때 전체 골반—즉 골반의 세 개의 뼈들—은 한 덩어리로 움직인다. 하지만 골반 내에서도 움직임이 발생한다. 예를 들어, 천골은 다른 두 개의 골반뼈에 대해 천장관절에서 앞뒤로 기울 수 있다. 이 움직임은 대부분의 관절이 움직이는 정도에 비해 매우 작다(비록 여성의 경우엔 질식 분만이 가능할 수 있도록 천장관절의 움직임이 더 커질 수 있지만). 천골의 움직임은 너무 작아도(지나치게 경직된 천장관절), 너무 커도(불안정한 천장관절) 각각의 신체적 문제를 가져올 수 있다.

천골의 관절 움직임을 뉴테이션(앞끄덕임)과 카운터뉴테이션(뒤끄덕임)이라고 부른다. 전체 골반 움직임의 명명과 마찬가지로, 천골의 움직임도 천골 윗부분이 이동하는 방향을 기준으로 명명된다.

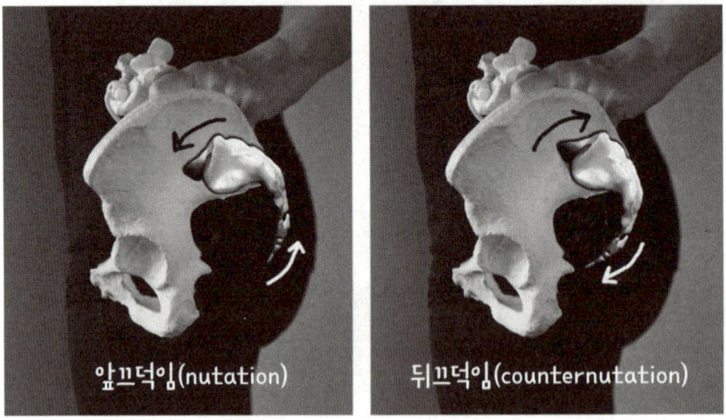

요약하자면: 전체 골반의 기울기(경사)는 골반 내부의 천골의 기울기와 다르다. 전방경사된 골반이라도 천골은 뉴테이션 또는 카운터뉴테이션 될 수 있으며, 후방경사된 골반이라도 천골은 뉴테이션 또는 카운터뉴테이션 될 수 있다. 골반의 위치는

천골의 위치와 다를 수 있다.

골반 위치는 골반에 부착된 근육들의 작동 방식과 그 근육들이 관절을 조절하는 데에도 영향을 미치게 된다. 햄스트링군, 대퇴사두근, 복근들, 무릎 관절, 엉덩 관절과 하부 척추는 골반의 가동성과 평상시의 골반 위치pelvic position에 의해 영향받는다. 골반 위치는 또한 엉덩이 근육들과 골반기저근pelvic floor muscles의 작동 방식 및 천장관절의 느낌에도 영향을 미친다. 이는 전체 골반의 기울기와 골반 내에서의 천골의 기울기와 관련이 있는데, 그 이유는 다음과 같다.

이 근육들은 천골의 후방(뒷면)에 연결된다:

- 가장 큰 엉덩이 근육(대둔근)
- 상체의 등 근육(광배근, 흉요근막을 따라)
- 척추를 따라 이어지는 근육(척추기립근, 다열근)

이 중에서 대둔근은 가장 크고 강력하지만(하지만 습관 때문에 약하고 비활성인 경우가 많다), 부착된 위치 때문에 이 근육들이 수축할 때 천골을 뉴테이션으로 기울이게 된다(화살표 참조).

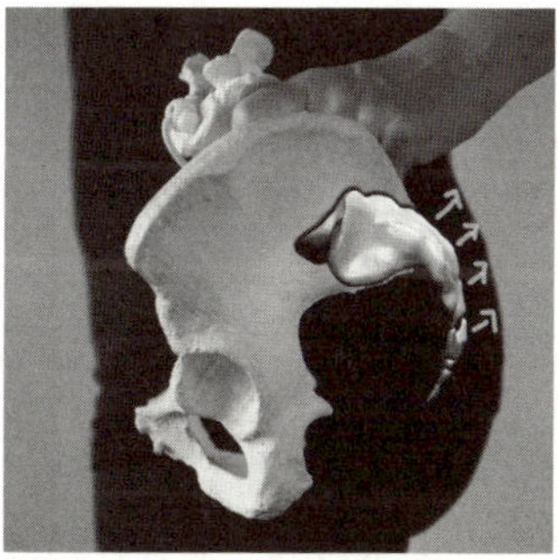

반대로 천골의 전방(앞면)에 부착된 근육들은 다음과 같다:

• 이상근(엉덩이 깊숙한 근육으로, 112쪽의 4자 다리 스트레칭으로 스트레칭 가능)

• 일부 장골의 작은 근육들(엉덩 관절을 굴곡시키는 근육으로, 151, 196, 206쪽의 운동으로 스트레칭 가능)

• 골반기저근 중 하나(미골근the coccygeus)

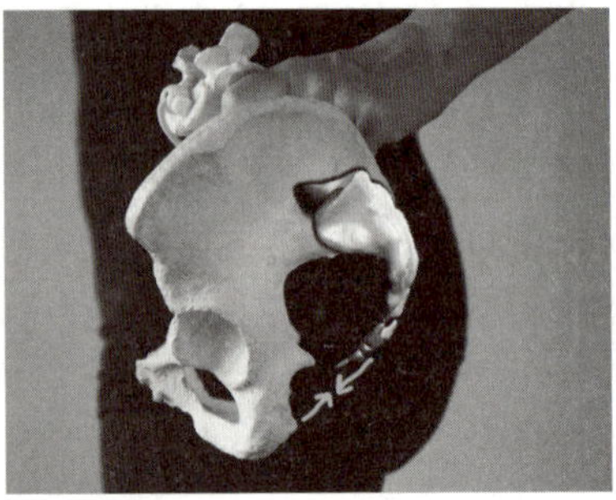

이 근육들이 과긴장되어 있을 때, 천골을 카운터뉴테이션 위치로 기울인다. 이는 꼬리뼈를 골반 안쪽으로 끌어당긴다(화살표 참조).

이처럼, 천장관절에서의 뉴테이션, 카운터뉴테이션 움직임은 허리와 골반기저pelvic floor의 건강에 영향을 미친다. 우리는 필요할 때에는 천장관절이 천골을 약간 움직일 수 있도록 허용할 수 있어야 하지만 골반이 불안정해지지는 않도록 해야 한다. 골반이 불안정해지면, 서거나 걷는 것조차 천장관절과 치골결합 부위의 관절에 통증을 일으킬 수 있기 때문이다.

우리의 골반기저는 항상 부하를 받기에 언제나 천골을 카운터뉴테이션으로 위치하도록 긴장시키곤 한다(이는 골반 안정화에 최악이다). 이것이 반대쪽에서 균형적인 긴장을 유지하기 위해 엉덩이 근육의 근력이 필요한 이유이기도 하다. 엉덩이 근육들은 골반 구조의 일부이다. 뼈와 인대만으로는 골반 구조를 지탱할 수 없다.

또한 골반기저가 지렛대 효과를 낼 수 있도록 엉덩이 근육이 필요하다. 상완이두근bicep muscles으로 큰 수축을 일으키고 싶다면 손에 무거운 것을 쥐거나 막대나 다른 물체를 붙잡아야 한다. 그런 저항이 없으면 근수축은 작을 수밖에 없다. 이는 골반기저근이 천골만 당겨야 하는 상황과 같다. 골반기저근이 천골을 당길 때 골반기저에 큰 힘을 가하려면 천골이 엉덩이 근육에 의해 확실히 고정되어야 하며, 골반의 앞쪽에서부터 부드럽게 빼낼 수 있어야 한다(화살표 참조). 골반기저근은 항상 일하고, 엉덩이 근육이 거의 일을 하지 않는 상황에서는 골반이 제 기능을 해내기 어렵다.

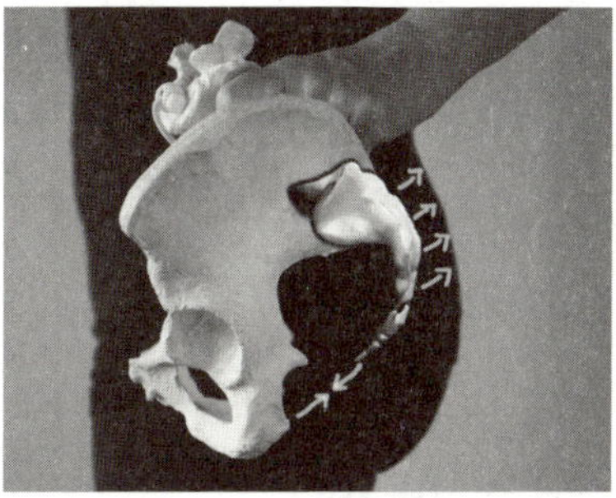

해부학적으로 중립 골반을 설명할 때 천골의 위치는 일반적으로 언급되지 않지만, 포함되어야 한다. 천골의 위치는 관찰이 불가능하며, 극단적인 경우(출산이나 부상)를 제외하고는 느끼기 힘들고, 내부적으로 측정하기도 쉽지 않기 때문에 포함되지 않는 것도 이해한다. 하지만 천장관절과 천골의 지렛대는 끄덕임(뉴테이션/카운터뉴테이션)이 일어나야 한다는 점이 좀 더 강조되어야 한다. 천골의 끄덕임은 척추와 골반기저 부위, 걷기,

출산, 쉽게 몸을 구부렸다 펴고 일어나는 움직임을 위해, 그리고 우리가 계속해서 즐기고 싶은 신체적 경험들을 위해 중요하다.

하지만 왜 중립 골반이어야 할까?

엉덩이의 가장 큰 근육들은 일어나고 앉고, 이리저리 걸어 다니는 것뿐만 아니라 허리와 골반기저에도 중요하다. 강한 엉덩이 근육이 없으면 천장관절에서 천골이 안정되지 않고, 골반기저는 제대로 역할을 수행하기 위해 수축하기가 어려워진다.

대둔근은 다리뼈가 엉덩 관절에서 골반 뒤쪽으로 움직일 때 수축한다(엉덩 관절에서의 신전). 그래서 1980년대의 운동 비디오에서는 사람들이 손과 무릎으로 바닥을 지지하고, 다리를 한 쪽씩, 뒤로 삼백 번 이상 올리는 모습을 볼 수 있었다. 강철처럼 단단한 엉덩이!

얼마나 더 신전될 수 있는지는 골반의 위치에 따라 다르지만, 걷는 동안에도 엉덩 관절에서의 신전은 일어날 수 있다.

걷는 동안 한 다리는 골반 앞쪽으로 움직이고, 다른 다리는 뒤로 움직인다. 뒤로 움직이는 다리는 우리 체중을 지탱하게 된다. 체중을 지탱하면서 한 다리를 뒤로 움직이는 것은 1980년대 엉덩이 운동과 비슷하지만, 서서 하는 것이고 반짝이는 레오타드를 입고 하진 않을 것이다(하지만 각자의 스타일을 존중한다.

#비난하지않음).

그러나 각 걸음마다 엉덩 관절 신전/엉덩이 근육의 수축 조합을 얻으려면 다리뼈가 뒤로 움직일 수 있도록 엉덩 관절이 충분한 가동성이 있어야 하며, 골반은 다리뼈가 가장 큰 체중부하를 받을 수 있도록 엉덩 관절이 신전할 수 있도록 중립 골반을 유지하는 것이 좋다.

다음 그림을 통해 좀 더 쉽게 설명해 보겠다.

우리의 팔다리는 마음대로 어떻게 움직여질 수 있는 것이 아니다. 관절의 모양, 구체적으로는 관절에서 만나는 뼈들의 모양에 따라 각 방향으로 얼마나 움직일 수 있는지가 제한된다. 엉덩 관절의 경우, 다리뼈는 관골hip bone 뼈의 모양이 허락하는 한

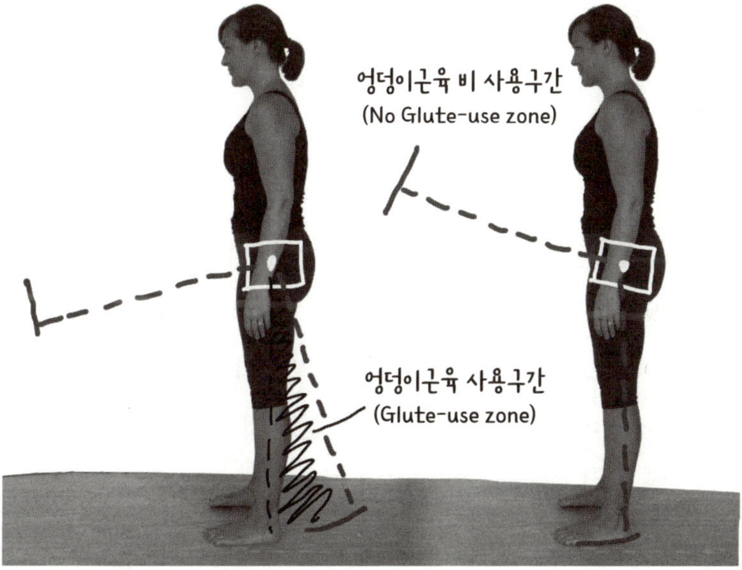

에서 앞, 뒤로 움직일 수 있다.

이야기하고 있는 것은 골격에 한해서이다. 대부분 근육이 너무 경직되어 있어서 뼈가 허용하는 범위까지 가기 전에 근육이 움직임을 멈추게 한다.

가령, 여러분의 엉덩이는 앞뒤로 총 100°의 가동 범위를 가진다고 해보자. 이 엉덩 관절의 가동 범위는 바닥과의 관계가 중요하다. 만약 골반이 후방경사되어 골반을 뒤로 기울인 상태라면, 대부분의 엉덩 관절의 가동 범위는 몸 앞쪽으로 제한된다(오른쪽 그림 참조). 다리를 앞으로 높이 찰 수는 있지만, 엉덩 관절의 뒷면이 다리를 몸통 뒤로 움직이지 못하게 한다. 이는 걷는 동안 몸을 이동시킬 수 있는 거리 즉 각 걸음마다 엉덩이가 작동할 수 있는 거리 또는 보폭의 '엉덩이 영역'이 짧아진다는 것을 의미한다.

중립 골반(왼쪽 그림)은 엉덩이 근육이 최대한 일할 수 있도록 엉덩 관절을 세팅해 준다. 다만, 엉덩이가 신전될 수 있을 정도로 엉덩 관절이 충분히 이완될 수 있어야 한다. 하지만 이것은 쉽지 않다. 아이러니하게도, 대부분의 시간을 앉아서 보내기 때문에 걷거나 엉덩이 근육 수축을 위한 시간이 없을 뿐만 아니라, 오래 앉아 있도록 우리 몸이 적응되면서 골반의 기울기가 고정되어 걸음을 걸을 때 엉덩이가 충분히 작동하지 못하게 된다. 골반이 당기는 부분을 스트레칭하며(47, 103, 109, 174, 184, 194쪽 참조), 더 자주 일어나서 걸어 다녀야 한다.

서 있거나 앉아 있을 때 골반이 중립인 상태가 좋다(척추의 부하를 더 잘 지지해 주고 복부의 지렛대 효과를 제공하며, 앉아 있을 때 천골에 가해지는 부하를 덜어준다). **우리가 걷는 동안에 엉덩이 근육이 하는 일**은 복부와 내장기관들에 의해 항상 짧게 수축하는 골반기저에 대해 원심성 수축의 힘을 생성하도록 지속적인 저항을 제공함으로써 골반과 허리 전체를 안정화하는 데 도움이 된다. 엉덩이에게 감사한다.

엉덩이를 얼마나 더 신전시킬 수 있을까?

전상장골극ASIS과 치골결합PS이 땅에 닿도록 엎드려 눕는다(만약 배가 나오거나 임신 중이라면 서서 이 운동을 할 수 있다. 이 경우에도 골반을 중립 상태로 정렬한다).

골반을 기울이지 않고(골반이 앞으로 기울어지지 않도록 주의해야 한다), 다리를 바닥에서 최대한 높이 들어올린다(또는 서 있는 경우 뒤로 들어올린다). 다시 강조하지만, 골반을 함께 들어올리지 않도록 주의한다.

무릎을 구부리지 않는지 거울을 활용해 확인한다. 엉덩 관절을 구부리는 근육이 뻣뻣할 경우 무릎이 구부러지기 쉽기 때문이다.

다리뼈와 골반 사이의 각도를 측정해서 얼마나 엉덩 관절을 신전시킬 수 있는지 확인한다(평균적으로 엉덩 관절의 구조상 20도에서 30도 정도의 신전이 가능하다).

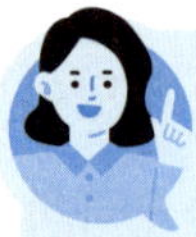

이 운동에서 다리를 얼마나 더 신전시킬 수 있는지는 걸을 때 다리를 얼마나 더 뒤로 가져가서 엉덩이 근육을 더 강하게 수축시킬 수 있는지의 능력과 관련된다. 엉덩 관절의 가동 범위에 걸쳐서 엉덩이 근육을 충분히 사용하려면, 지지하는 다리의 골반 근육들이 온전히 몸을 지탱할 수 있는 힘이 있어야 하고, 발뒤꿈치는 가능한 한 오래 땅에 닿아 있어야 한다. 이는 종아리 근육이 충분히 길어질 수 있어야 한다는 것을 의미한다. 이것이 '종아리 뼈는 골반기저 뼈에 연결된다'라는 오래된 노래에 영감이 된듯하다. "The Calf Bone's Connected to the Pelvic Floor Bone."

딸깍 소리를 내는 대요근Snapping Psoas

앉아 있다가 일어날 때 엉덩 관절 부위에서 약간의 불편감을 느껴본 적이 있는가? 앉았다가 처음 몇 걸음 걸을 때 딸깍 소리가 나거나, 다리를 측면으로 찰 때 '퍽' 소리가 난 적이 있는가?

이런 경우를 '스냅핑 힙snapping hip'이라고 부르는데, 두 가지 유형으로 구분된다. 외부 스냅핑 힙은 다리뼈의 위쪽에서 일어나는 장경인대iliotibial or IT band에 의한 현상으로 가장 흔한 형태이다. 내부 스냅핑 힙은 골반이나 다리뼈 돌출부위로 연결되는 부위에서 장요근의 건 iliopsoas tendon이 딸깍 소리 snapping를 내는 현상이다.

이 딸깍 소리는 손가락으로 딸깍 소리를 내는 것과 비슷하게 만들어진다. 손가락을 튕기는 소리는 엄지손가락과 중지를 얼마나 세게 밀어내느냐에 따라 그 크기가 달라진다. 서로 가볍게 누르면 큰 소리가 나지 않지만, 강하게 누르면 크게 튕기는 소리가 난다.

근육 조직의 주요 특성 중 하나는 길어지고 짧아질 수 있는 능력이다. 이 덕분에 관절의 위치를 쉽게 바꾸고, 우리는 몸을 움직일 수 있게 된다. 하지만 잘 움직이지 않고, 자세를 자주 바꾸지 않으면 근육은 관절 위치를 바꾸는 능력을 잃게 된다. 많은 근육이 짧아지고 더 뻣뻣해지기 쉬운데, 장요근의 건이나 장경인대를 잡아당기는 근육들도 앉아 있을 때 더욱 짧아지기 쉬운 근육들이다.

대요근 psoas muscle과 장골근의 건 iliacus muscle tendon은 다리를 움직일 때 부드럽게 골반과 다리뼈 위를 미끄러져야 한다. 마치 두 손가락이 서로 가볍게 미끄러져 아무런 소리도 내지 않는 것처럼 말이다. 하지만 근육이 뻣뻣한 경우에는 긴장이 건 tendon으로 전해진다. '스냅핑 힙'의 경우, 긴장된 근육의 건이 골반이나 다리뼈 위로 당겨져 (마치 손가락에 강하게 압력을 가해 딸깍 소리를 내는 것처럼) 작은 뼈 돌기에 걸리게 된다. 딸깍거리는 소리나 (느껴지는) 딸깍거림은 건이 돌기를 넘어갈 때 긴장된 마찰로 인해 발생하는 것이다. 딸깍!

딸깍거리는 힘(따라서 소리)을 줄이기 위해서는 근육을 늘려야 한다. 이 근육을 타깃으로 하는 스트레칭(47, 86, 103, 194, 196, 206쪽)을 시행하고, 적게 앉고 더 많이 걷는 것이 도움이 될 수 있다. 근육들이 짧아지려는 습관을 깨는 데 도움이 될 것이다.

내부 스냅핑 힙internal snapping hip이 소리가 나는 단계를 넘어서 마찰로 인해 조직에 손상을 일으키는 경우, 근육의 긴장을 해소하기 위한 수술인 장요근의 건 이완술iliopsoas tendon release이 있다.

이 수술은 기하학geometry에 관심이 있는 나에게 매력적이었다. 어떻게 무언가를 자르는 수술이 길어지게 만들 수 있지? 지금 여러분은 궁금해할지도 모른다. 어쨌든 내가 이제 설명할 것이기 때문에 사실 궁금해하기를 바라고 있다. 수년 전에 빨래를 널면서 수술 원리를 설명할 방법을 사진 찍을 수 있었으니 그것으로 설명해 보려 한다.

오래된 셔츠를 모델로 사용했다. 셔츠는 장요근의 건, 셔츠를 잡고 있는 털이 많이 난 남자의 팔은 대요근 근육을 나타낸다. 대요근 근육이 건을 당기듯, 팔이 셔츠를 잡아당긴다. 최대한 늘어난 상태에서 언제든지 뼈의 돌출부위 위에서 딸깍거리는 소리를 낼 준비가 되어 있다.

외과 의사는 내가 맡았고, 바느질 가위를 사용했다. 남편이 바느질 가위라는 걸 모르고 작년에 주로 박스를 자르는 데 쓰는 바람에 셔츠를 자르기가 힘들었다. 아니, 장요근의 건 말이다.

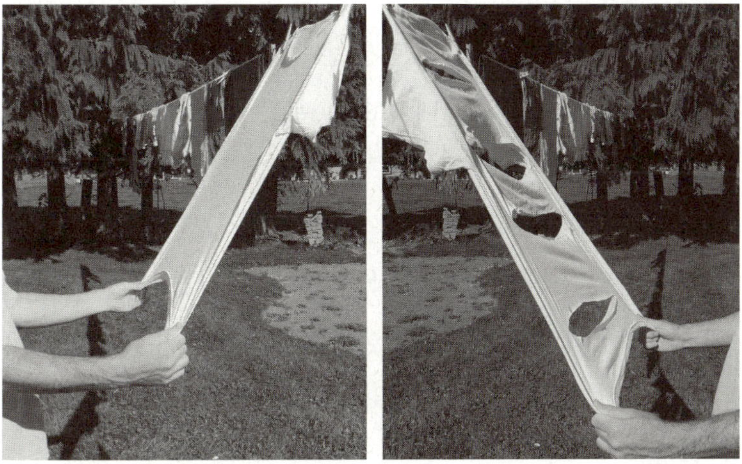

그림을 나란히 비교하면, 잘린 틈들이 셔츠 모양을 바꾸어서 건의 총 길이가 길어진 것을 볼 수 있다.

단점은 물질의 구조적 통합성이 섬유의 연속성에 의해 결정된다는 것이다. 건을 긴장 상태에서 구멍을 만들면, 자른 가장자리가 서로 멀어져서 조직을 '얇게' 만들 수 있다. 의심할 여지없이 셔츠를 자르면 길이가 길어지고, 장요근 건도 마찬가지로 자르면 길어지지만 **대요근 자체를 길게 만든 것은 아니다.**

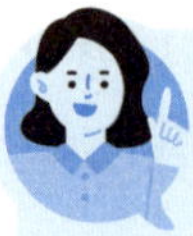

수술에서는 이렇게 많이 자르지는 않을 거라 생각한다. 그저 연속성이 형태에 어떤 영향을 미치는지 보여 주고 싶었다.

이 수술은 마찰과 딸깍거리는 소리를 멈출 수 있지만, 대요근이 강력한 근육이 되는 능력은 손상을 입게 될 것이다. 왜냐하면 1) 여전히 긴장된 상태이고, 2) 부분적으로 파열된 구조물에 연결되어야 하기 때문이다.

이 접근 방식은 불을 끄는 대신 화재경보기를 끄는 것과 같다. 근육의 긴장이 불처럼 작동하지 않는다는 사실도 알 수 있다. 대요근이 엉덩이의 모든 움직임에 대해 아플 정도로 긴장되어 있다면, 불은 통증일 수 있으며 근육의 긴장 자체는 아닐 수 있다.

다행히, 시간이 지날수록 도움이 될 수 있는 운동들이 있으며, 이를 통해 힘과 조직의 통합성을 보존할 수 있다.

대요근 이완을 위한 운동을 해보자

머리와 어깨를 볼스터나 베개로 받치고, **흉곽 아래에는 빈 공간만을 남기고** 누워서 다리를 뻗는다. 흉곽은 더 아래로 가라앉을 공간이 필요하기 때문이다.

만약 허벅지가 바닥에 닿을 때 흉곽이 공중에 뜨면, 똑바로 설 수 있는 길이만큼 대요근이 충분히 이완되지 못한 상태라고 볼 수 있다.

대요근이 이완되면 흉곽은 바닥에 닿아야 하며(아래 그림), 밀쳐 올려지거나(위 그림), 흉곽을 낮췄을 때 무릎이 들리지 않아야 한다(가운데 그림).

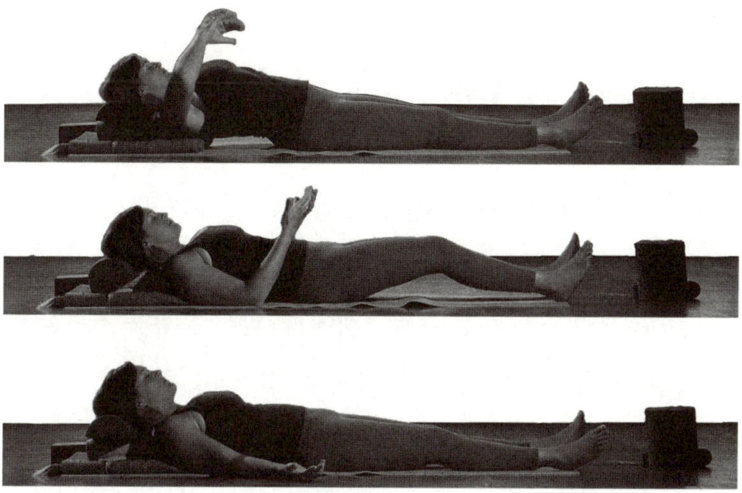

> **주의** 흉곽을 낮추기 위해 어떤 근육을 수축시킬 필요는 없다. 근육을 더 긴장시키지 않고 이 자세로 이완하도록 한다. 자세 자체에 점수를 매기지는 않으며, 우리가 추구하는 것은 내부의 이완 상태이다.

만약 첫 번째 그림과 같이 흉곽이 뜨는 걸 알아차려도, 그냥 그대로 누워 있으면 된다. 고치기 위해서 '해야 할 일'은 없다.

유일하게 할 것은 눈을 감고 몸통 부위에 긴장이 있는지 살펴보는 것이다. 양파처럼, 한 층 한 층 이완을 경험하며 진행해간다.

강하고 유연한 '전신의Whole-body' 골반기저

누구나 골반기저pelvic floor를 갖고 있으며, 그것을 강하게 사용할 수 있다. 약한 골반기저에 대한 일반적인 운동 치료는 케겔운동인데, 많은 사람들이 골반기저 운동에 대한 이해가 케겔운동으로 시작해서 케겔운동으로 끝나는 경우가 많다. 그러나 생체역학적인 관점에서 놀랍게도 문제는 훨씬 더 복잡하며, 알면 알수록 골반기저 운동 프로그램에 더 많은 운동을 추가할 수 있다. 혹시 골반기저 운동프로그램을 잘 알고 있더라도, 골반기저를 이완시키는 데 시간을 좀 더 할애했으면 한다.

주류 케겔운동에서 종종 빠지는 중요한 포인트는 다음과 같다.

- 모든 골반기저가 너무 늘어나서 약한 것은 아니다. 일부는 너무 긴장하고 있어서 약해질 수 있다.
- 엉덩이 근육(그리고 다른 다리 근육들도)은 골반기저의 지렛대를 움직이는 데 중요하다. 케겔운동이나 골반기저에만 초점을 맞춘 접근은 골반 문제에 영향을 미치는 해부학의 많은 부분을 간과할 수 있다.

- 남성도 골반기저를 가지고 있으며 골반기저 장애가 발생할 수 있다. 모든 신체가 그럴 수 있다.
- 임신과 출산 경험만이 골반기저 문제의 유일한 위험 요소는 아니다. 출산 경험이 전혀 없는 몸에서도 골반기저 문제가 발생할 수 있다.

골반에는 다양한 문제가 있을 수 있으며, 여러 요소에 의해 발생된다. 모두 움직임 부족으로 인해 발생하는 것은 아니지만, 움직임의 부족으로 인해 영향받을 수 있다. 우리는 좌식 생활 문화sedentary culture 속에 살고 있기에 좌식 생활 패턴(움직이지 않는 생활습관)sedentarism을 요인이라고 인지해서 조사하고 있지 않으며, 해결책으로 제시되는 운동 치료는 일반적으로 그 양이 적다(하루에 몇 분 정도, 일주일에 며칠 동안). 그래서 운동이 치료로서 효과가 없다고 개인적으로 경험하거나, 과학적으로 결론 내려지기 쉬워지는 것이다.

골반기저에 대한 나의 가장 중요한 메시지는 몸 전체에 대한 나의 가장 중요한 메시지이기도 하다. 좌식 생활은 몸의 그 어느 부위에도 도움이 되지 않으며, 골반기저 문제도 이에 강력하게 영향을 받는다. 케겔과 같은 작은 동작을 처방하는 것은 단기적으로 도움이 될 수 있지만, 이는 비타민 C를 알약으로만 복용하는 것과 같다. 비타민 C가 알약으로만 존재한다고 생각하고 오렌지에서 얻을 수 있다는 사실을 전혀 알지 못하는 것과 같다!

영양학자에게 가서 보충제만 받는다면 더 건강한 식습관, 장보기, 요리에 대한 지침을 받는 것만큼 건강에 도움되지 않을 것이다. 움직임도 마찬가지이다. 한 가지 운동만 실시하는 것보다 다양한 동작으로 이루어진 움직임 식단이 더 나은 결과를 가져올 수 있다.

걸으면서 하는 케겔운동

케겔운동의 좋은 점 중 하나는 어디에서든 할 수 있다는 것이다. 실제로 골반기저가 그렇게 일한다.

골반기저는 모든 내장기관 아래에 위치해서 그 무게를 지지하며, 우리가 움직일 때마다 움직여진다. 일어서고 다시 앉을 때, 그리고 걸을 때마다 골반기저근들은 다른 골반기저를 지지하는 근육들과 함께 케겔과 유사한 방식(치골미골근 수축이라고 불리는)으로 수축한다. 그러나 하루 중 대부분 앉아 있고, 몸을 거의 움직이지 않거나 자세를 바꾸지 않으면 골반기저는 거의 작동하지 않게 된다. 위에서 가해지는 부하를 느끼고 적응할 기회가 거의 없기 때문이다. 오랜 시간 근육을 사용하지 않으면 그렇듯 골반기저근도 힘을 잃고, 뻣뻣해진다. 따라서 갑작스럽게 큰 부하(점프, 달리기, 웃음, 재채기)가 가해지면, 골반기저는 이 갑작스러운 요구에 대처하기에 충분한 지렛대 힘을 생성할 수 없게 된다.

그렇다면 가장 좋은 해결책은 무엇일까? 대부분 앉아 지내면서 케겔운동을 추가하는 것이 좋을까? 아니면 골반기저근을 다양한 부하로 자극하여 반사적으로 반응하도록 몸의 위치를 자주 변경하는 움직임이 좋을까?

나는 치료적/교정적 운동의 필요성을 이해한다(나도 이러한 운동을 가르치며 그것이 훌륭하다는 것을 안다). 케겔운동이 골반 부위의 움직임의 출발점으로 사용될 수 있다고도 생각한다. 하지만 단일 운동으로는 다른 부위와 연결되어 서로 영향을 미치는 몸의 부위들을 충분히 훈련하기는 어렵다.

움직임을 영양소로 생각해 보기: 골반이 굶주리고 있을까?

많은 사람이 이미 운동하고 있거나 전신을 잘 움직이는 방법을 찾고 있다. 종종, 사람들이 몸을 더 많이 움직일수록 골반이 거기에 맞춰 따라오지 못하는 것이 분명해 보인다. 운동 중 요실금, 장기 탈출, 통증을 경험한다면 움직임이 어떻게 도움이 될 수 있을지 의문스러울 것이다.

이런 경우 움직임을 영양소로 생각하는 것이 도움이 된다. 음식은 일반적으로 좋지만, 어떤 음식은 먹기 힘들거나 한 가지 음식을 지나치게 먹는 경우도 있다. 심지어 영양가 있는 음식도 그것만 먹는다면 탈나기 쉽다. 상호작용할 수 있도록 다양한 영양소의 섭취가 필요하다. 그렇다면 여러분의 전체적인 움직임 식단movement diet은 어떠한가? 여러분의 운동 방식(달리기, 자전거 타기, 무거운 것 들기 운동, 필라테스 등)이 유일하게 섭취하는 움직임 식단인가? 집중적인 움직임concentrated movement으로 골반 기저를 포함해서 몸의 각 부분을 지지하고 강화하는 다양한 움직임 영양소를 하루 종일 균형 있게 섭취하고 있는가? 아니면 머리부터 발끝까지 움직임에 굶주려 있나?

골반 문제는 작은 움직임 영양소가 부족하기 때문일 수도 있고, 좀 더 관리가 필요한 부위와 연관될 수도 있다. 하지만 그와 동시에 골반이 매일 좀 더 광범위한 '움직임 칼로리movement calories'를 요구하기 때문일 수도 있다.

어느 부위를 움직여야 할까?

골반 정렬을 고려할 때에는 골반 자체보다 더 광범위하게 생각해야 한다; 단순히 생각해 봐도 해부학적으로 골반 밖에서 골반에 영향을 미치는 움직이는 부위들이 너무나 많다. 골반은 다양한 부위의 접합부로, 거리상 멀어 보이는 부분과도 연결되어 있다(예를 들어, 골반과 정강이를 연결하는 근육들이 있다는 것을 알고 있는가? 그래서 무릎과 정강뼈를 움직이면 골반기저근이 움직이는 것이다!). 골반 부위는 전신의 움직임에 의해 영향을 받는데, 달리기나 점핑 같은 움직임뿐만 아니라 우리가 움직임이라고 생각하지 못했던 호흡과 같은 섬세한 움직임에 의해서 더욱 영향을 받는다.

모든 골반 문제가 움직임 결핍 때문이라고 말할 수는 없지만, 생체역학적 요소가 종종 원인이 된다. 문제를 해결하려면 골반의 모든 움직이는 부위와 그것과 연결된 부위를 이해하는 것이 중요하다.

골반 구조에는 다양한 지렛대 시스템이 있다. 아래에 몇 가지를 소개한다.

뼈로 이루어진 지레

- 장골ilium, 좌골ischium, 치골pubis이라는 세 개의 부위로 이루어진 관골hip bones은 오른쪽, 왼쪽에 각각 한 개씩 두 개가 있다.
- 천골sacrum
- 미골coccyx
- 두 개의 대퇴골femur

골반기저pelvic floor는 근육들과 결합 조직 및 신경들로 이루어져 있다.

- 항문거근levator ani의 조직들(치골미골근, 장골미골근, 치골직장근으로 구성된다.)
- 미골근coccygeus muscle의 조직들

또한 '골반기저 그룹'에는 포함되지 않지만 골반뼈의 아래부위를 봉인하는 골반 벽pelvic walls을 구성하는 근육들도 있다. 이들은 엉덩 관절 및 다리 근육들로 분류되지만, 엉덩 관절 역시 골반기저를 움직이는 부분에 속한다.

- 내폐쇄근과 외폐쇄근internal and external obturators
- 이상근과 다른 심부의 엉덩 관절 회전근(상쌍자근, 하쌍자근, 대퇴방형근)
- '측면의 엉덩 관절 근육'(대퇴근막장근, 중둔근과 소둔근)

이들은 골반에 직접 연결된 큰 조직들이지만 골반 근육으로 분류되지 않기 때문에 골반 문제를 해결할 때 놓치기 쉽다.

- 대둔근
- 광배근(뻣뻣한 어깨의 원인 중 하나이며 골반에 영향을 미친다!)
- 흉요근막

대둔근은 골반기저와는 반대 방향으로 천골을 잡아당긴다(141쪽 그림).

골반이 하는 일을 생각해 보면, 복부와 생식기의 무게를 지탱하고 호흡과 기침을 원활하게 돕는다(폐를 청소하는 데 도움이 되는 역할이다). 그리고 그 위치가 체중, 압력 및 지렛대에 얼마나 많은 영향을 미치는지 생각해 보면, 골반에 영향을 미치는 지렛대와 도르래의 목록에 추가할 것들이 더 많다는 것을 알 수 있다. 다음은 그중 일부로, 골반의 위치나 부하에 영향을 미치는 근육과 그들의 신경 및 주변 결합조직이다.

- 대퇴직근(골반과 정강이를 연결하는 대퇴사두근 중 하나)
- 햄스트링
- 내전근(허벅지 내측의 근육)
- 대요근(요추의 굴곡작용을 통해)
- 장골근
- 요방형근
- 복부의 근육들(복근들, 횡격막)

골반과 그 부분을 움직이는 데에 얼마나 많은 다른 부위들이 관여하는지 알게 되면, 골반 건강을 유지하기 위해 해야 할 운동 목록이 쉽게 늘어난다.

골반 부위의 움직임을 어떻게 시작할까?

분명히 우리는 전신을 더 많이 움직여야 하며, 움직여야 할 부위도 많다. 그러면 어디서부터 시작해야 할까? 나도 정답은 모른다. 왜냐하면 여러분이 누구인지, 지금 어떻게 움직이고 있는지, 특별한 문제가 무엇인지, 그리고 여러분의 삶에 어떤 운동 프로토콜이 맞을지를 알지 못하기 때문이다. 그렇지만 다양한 사람들의 골반기저 문제를 다음 순서로 진행했을 때 많은 사람들이 혜택을 받을 수 있었다.

1. 작은 교정 운동
2. 날마다 자세 조정하기
3. 자신의 움직임 쌓기(Stacking, 여러 움직임을 조합하여 효과적으로 만드는 방식)
4. 더 많이 걷기
5. 매달리기

주의 여러분은 다음 단계로 넘어가기 전에 한 분야를 완수할 필요는 없다(지금 당장 더 많이 걷기부터 시작할 수도 있다!). 그저 각 부위를 움직이는 것이 골반기저에 직접적인 이점을 얻기 위한 첫 번째 단계라는 점을 강조하고 싶다.

1. 작은 교정 운동

운동을 많이 하든, 아예 운동을 하지 않든, 골반에 영향을 미치는 부위가 잘 안 움직이고 있을 수 있다. 오랫동안 경직되어 있던 부위를 움직이려고 하면 움직임에 저항해서 대신 그 주변 부위가 움직여지기 쉽다. 이러한 회피는 우리도 모르는 사이에 일어나고 알아차리기도 어렵다. 이것이 구체적으로 운동을 가르치는 이유이기도 하다. 이미 좋아하는 종아리 스트레칭이나, 오랫동안 햄스트링 스트레칭을 해왔다면 모든 부위가 잘 움직이고 있다고 생각할 수 있지만, 정확히 측정하지 않으면 정작 '뭉친 부위'를 움직이지 않은 채 내버려두게 된다. 새로운 운동이 필요한 게 아니라 분별력과 관찰력을 키울 필요가 있다.

예를 들어, 쉽게 몸을 구부려 바닥을 짚을 수 있으므로 자신의 햄스트링은 뻣뻣하지 않으며 골반기저 문제에 영향을 주지 않을 것이라고 주장하는 고객들이 많았다. 하지만 허리 부분이 과도하게 움직이게 되면 햄스트링을 전혀 늘리지 않고도 바닥에 손이 닿을 수 있다. 바닥에 손이 닿을 수 있다는 것은 햄스트링이 유연하다는 의미가 아닐 수도 있다는 뜻이다. 햄스트링의 유연성을 판단하려면 골반이 다리뼈 위에서 얼마나 움직일 수 있는지 세심하게 살펴봐야 한다. 바닥에 닿는 손을 보는 대신 골반의 움직임을 주시하지 않으면 골반이 다리뼈에 붙어 버려 움직이지 않는다는 사실을 쉽게 놓칠 수 있다.

이 책의 내용들은 개별 부위들이 어떻게 움직일 수 있는지를 더 명확하게 보여 줄 것이다. 종아리, 햄스트링군, 엉덩 관절 굴곡근, 허리, 그리고 횡격막을 더 잘 움직이게 하는 움직임에서부터 시작하자. 책에 있는 모든 운동들을 확인하기 바란다.

2. 날마다 자세 조정하기

골반에 영향을 주는 부위를 움직였다면(실제로는 거의 모든 부위들이 해당된다), 하루 종일 골반에 가해지는 부하를 빠르게 변화시킬 수 있는 간단한 자세 조정을 연습해 본다. 엉덩이를 뒤로 빼고 중립 골반을 찾으며, 흉곽이 들려 있지 않은지 확인하고, 골반이 나오지 않게 신발의 굽을 확인한다. 발과 팔을 위한 운동도 포함하여 이 책에 있는 모든 운동들은 자세 조정을 더 쉽게 하도록 해주며, 자세를 조정하면 실제로 하루 종일 몸의 부위들을 더 많이 사용하게 되고, 운동이 쉬워지며, 시간이 지나면 덜 필요하게 된다. 이것은 순환적인 과정으로, 지금은 할 수 없는 운동과 조정이 시간이 지남에 따라 가능해질 것이다.

3. 자신의 움직임 쌓기 (Stacking, 여러 움직임을 조합하여 효과적으로 만드는 방식)

우리 몸은 훨씬 더 많은 움직임과 다양한 움직임이 필요하지만, 우리는 움직임을 위한 시간을 더 이상 확보할 수 없는 삶을 살고 있다! 그러나 다행스럽게도 몇 가지 간단한 변화를 통해 다른 활동에 운동을 쌓아 갈 수 있다. 이것을 '움직임 쌓기stacking movement'라고 이름 붙였다.

바닥에 앉아 있는 동안 다리를 움직이는 운동을 동시에 하면서 일하거나, TV 시청, 독서, 친구와의 대화 등을 할 수 있다. 대요근 이완(151쪽 참조)을 하면서 줌 회의를 할 수 없다고 말하지 않겠다. 카메라 앞에서 햄스트링을 움직이기 위해 V-자세로 앉거나, 출근해서 책상 앞의 의자에 앉아 한 다리를 다른 다리 위에 교차시키면서 일하는 시간에 4자 다리 자세(112쪽 참조)를 유지하고 이상근을 움직이게 할 수도 있다. 저녁 독서 시간에는 벽에 다리를 올려놓는 자세로 움직임을 쌓자(175쪽 참조).

4. 더 많이 걷기

걷기는 실제로 가장 좋은 전신 운동이다. 걷기는 돈이 들지 않고 기능적이며 골반기저를 포함하여 여러 부위를 한 번에 움직일 수 있다. 앞서 언급한 작은 운동들을 시작하기 전에도 걷기는 저충격 움직임low-impact way으로 훌륭하다. 몸의 부위들이 잘 움직이도록 조절한 후 걸으면 움직임을 섬세하게 조정할 수 있으므로 보다 더 움직임에 영양가가 커진다. 먼저, 걷는 양을 조절한다. 지렛대의 짝궁인 골반기저와 엉덩이 근육을 사용하도록 자주 걸으며 오래 앉아 있는 시간을 줄이자. 하루에 10분씩 늘리는 것을 목표로 하면서 점진적으로 시간을 더 늘려 나가도록 한다.

하루에 가능한 만큼 산책 시간을 늘린다(일상적인 일을 하는 동안, 또는 친구와 걸으면서 움직임을 쌓을 수 있다). 또한 3~5분 정도로 짧게 산책할 수 있는 장소를 찾아본다. 걷기를 골반기저의 활동시간으로 생각한다면, 앉아 있는 자세를 끊는 매 순간이 의미 있다.

걷기 움직임 식단을 확인해 본다. 항상 평평하고 수평한 보도 위에서만 걷고 있진 않는가? 다리와 골반을 움직이게 하기 위해 울퉁불퉁한 길, 언덕, 계단과 같은 곳을 찾아본다. 걷는 동안 물건을 들고 다니면 복부 운동을 다양하게 할 수 있다.

5. 매달리기

간단히 말하자면, 견갑대shoulder girdle와 복부의 움직임과 긴장tension은 복강내압intra-abdominal pressure을 높이고 골반장기들을 압박할 수 있다. 또한 상부의 넓은 등 근육인 광배근(반대의 힘이 제공되어 골반기저를 도울 수 있으므로)의 긴장은 천골의 안정화에 기여한다. 간단히 말해서, 팔이 약하면 결과적으로 골반에 영향을 준다. 어깨의 움직임과 팔을 강화하기 위한 다음 단계로 나뭇가지나 바에 매달리며 스트레칭하고 강화하도록 한다(64쪽에서 매달릴 곳을 어떻게 만드는지 확인한다).

골반을 위한 움직임 퍼머컬쳐(생태순환적 농업)

몸의 '뭉친 부분sticky spots'을 조사하고 그것을 분리하는 방법을 알아냈다면 움직임 쌓기stacks를 추가하여 **일상에서의 움직임을 회복하면서 골반 회복이 가능해진다.** 일상을 이루는 움직임을 생각해 보자. 일어나고 눕기, 걷기, 달리기, 숙이기, 물건을 들고 다니기, 등산, 심지어 바닥에 낮게 앉기 또는 스쿼트. 이 모든 움직임은 골반 부위를 더 움직이게 할 수 있는 잠재력을 가지고 있으며, **이것이 바로 움직임 퍼머컬처permaculture이다.** 일상생활의 토양을 관리함으로써 더 나은 골반이라는 '건강한 식물'을 수확할 수 있다.

생리Mensturation는 움직임이다

생리는 움직임이다. 최근까지 인간은 몸을 많이 움직이며 생리를 해왔다. 몸 안에서 일어나는 생리 현상을 생리학적으로 바라볼 때, 몸 환경에서 가장 새로운 것 중 하나는 상대적으로 움직임이 적어졌다는 것이다.

일차성 생리통primary dysmenorrhea을 겪는 여성들이 많아졌다(모든 인구를 고려할 때 정확한 수를 파악하기는 어렵지만, 적어도 50% 이상으로 보인다). 생리통dysmenorrhea은 말 그대로 통증이다. 가벼운 통증부터 심한 통증까지 범위가 다양하며, 구토, 설사, 두통, 실신과 같은 증상을 동반할 수도 있다. '일차성' 생리통primary dysmenorrhea이란 다른 알려진 골반 질환pelvic patholog과 함께 발생하지 않는다는 것을 의미한다. 이차성 생리통secondary dysmenorrhea은 자궁내막증endometriosis이나 섬유종fibroids과 같은 문제로 인해 극심한 통증을 생리주기에 겪을 수 있는데, 이러한 상황에서 고통을 겪는 분들은 이미 수많은 '이렇게 하세요.'라는 해결책을 들어왔을 것이다. 여기서 그 해결책을 제시하려는 것은 아니지만, 움직임이 통증을 완화시킬 수 있다고 생각한다.

나도 생리통이 심했다. 십대와 이십대 동안, 생리 시작 후 이틀 동안 항상 밤에 시작되는 다리와 발의 통증으로 잠에서 깼다. 그리고는 구토감을 느끼며 몸을 웅크리고 있었다. 타이레

놀을 네 알 정도 먹으면 이틀을 버틸 수 있었고, 그다음에는 정상으로 돌아왔다.

인간의 기본적이고 자연스러운 움직임인 집단 생리통을 견디기 위해서 엄청난 약물이 요구되고 있다. 나 또한 그러하였으므로 약물을 필요로 하는 사람들을 비난하려는 것이 아니다. 우리 인간의 기본적인 움직임에서 큰 문제를 겪고 있다는 심각성을 강조하고 싶다.

좌식 생활에 적응한 골반 움직이기

우리가 통증을 생각할 때, 거의 움직이지 않는다는 사실은 고려하지 않는다. 주로 앉아서 지내는 것이 골반과 자궁에 정상이고, 생리주기를 의학적으로 치료하는 것도 정상이라고 받아들인다. 과거에 나는 건강했고, 운동을 열심히 했는데도 생리통이 심했기 때문에 여기서 운동과 움직임의 차이를 강조하고 싶다. 내가 해왔던 전신 운동은 통증을 완화하는 데 도움이 되는 움직임이 아니었다(실제로 우리 문화에서 운동하는 사람들도 움직이지 않고 앉아서 보내는 시간이 많기 때문이다! 그래서 심지어 운동하는 사람들도 좌식 생활자라고 부를 수 있다).

대학원에서 움직임을 연구하는 동안, 나는 골반 장애의 역학적인 면에 초점을 맞췄다. 생리통을 요실금이나 천장관절 불안정성 및 천장관절 통증과 같은 범주로 묶고, 이 모든 것들이 움직이지 않았을 때 골반에서 나타나는 증상일 가능성을 조사했다(움직임만이 유일한 요인은 아니지만, 반드시 고려해야 한다).

나의 생리통에서는 항상 두 가지가 느껴졌다. 첫째, 자궁이 차갑게 느껴졌다. 실제로 목욕할 수 없을 때 통증 완화를 위해 변기 위에 앉아 다리 사이로 따뜻한 물을 붓곤 했다. 둘째로, 생리 전날 밤 다리와 발이 아팠다.

나는 자궁의 작동 방식에 대해 집중적으로 조사하다가 생리통을 겪는 사람들은 자궁으로 가는 혈류가 감소한다는 사실(증상이 심한 사람은 주 동맥뿐 아니라 분지에서도 혈류가 감소한다.)을 발견했는데, 이것은 국소 부위의 근골격 움직임이 해당 부위의 혈관 확장과 혈류에 어떤 영향을 미치는지 궁리하게 만들었다.

자궁 동맥uterine arteries이 어디에서 시작되는지 알아보기 위해 동맥 지도를 확인하였는데, 그것이 총장골동맥common iliac arteries에서 나오는 내장골동맥internal iliac arteries에서 나온다는 것을 알게 되었다. 그리곤 어떤 국부적인 골격 운동이 골격근을 수축시켜 동맥을 확장시킬지를 생각해냈다. 그 답은 요추부와 엉덩 관절의 움직임이었다.

그 당시 나는 언제나 어마어마하게 다리를 움직였었다. 달리기 선수, (끔찍했던) 철인 3종 경기 선수, 그리고 스텝에어로빅 강사로 활동했는데, 인생에서 정말 멋진 시기였다.

하지만 매일 많은 움직임에도 불구하고 나의 엉덩이는 정말 뻣뻣했다. 다리를 많이 움직이지만, 사실상 다리의 모든 부분을 움직이지는 않았다. 내 엉덩 관절이 거의 움직이지 않았고 (엉덩이를 뒤로 젖히는 움직임이 부족했으며, 나의 서혜부는 긴장되어 있었다). 그래서 나는 엉덩이와 골반 움직임을 개선하기 위한 구체적인 운동들에 집중하고 자세에 신경을 쓰기 시작했다. 정말로 형태에 집중했다. 좋은 운동들이 아주 많지만, 그중 많은 운동들이 정확하게 수행되고 있지 않다. 전체적으로 몸을 움직이게는 하지만 특정 부위의 움직임을 늘리는 효과는 거의 없다.

나는 골반 주변의 좌식 생활에 의해 움직임이 적은 부위를 움직일 수 있도록 돕는 일련의 운동을 발견했다. 정말로 도움이 되었다! 그 덕분에 심한 통증이 가벼운 불편감으로 바뀌었다.

- 종아리 스트레칭(220쪽 참조)
- 양쪽 종아리 스트레칭(174쪽 참조)
- 엉덩 관절 굴곡근들을 위한 런지(206쪽 참조)
- 앞으로 굽히기(186쪽 참조)와 햄스트링군을 위한 스트랩 스트레칭(184쪽 참조)
- 허리 부위 근육을 위한 나선형 트위스트(103쪽 참조)
- 허벅지 안쪽 부위를 위한 벽에 다리 올려 벌리기(175쪽 참조)

생리 기간에 하는 일반적인 스트레칭은 새로운 것이 아니다. 1950년대의 인기 있는 건강 도서에서도 찾을 수 있으며, 스트레칭을 통해 생리통과 진통제를 줄일 수 있다는 명확한 과학적 연구도 있다. 나는 항상 신중한 움직임이 생리 기간 동안 내 몸을 지원해 주는 것을 발견했다(폐경 주변기인 지금도). 그러나 일반적인 움직임만으로는 충분하지 않았다. 코어와 엉덩이를 위한 특정한 스트레칭과 움직임이 필요하다는 것을 알게 되었다.

발이 어떤 역할을 하는 걸까?

몇 년 후에 나는 미니멀 슈즈를 신기 시작했고, 양말 같은 비브람 신발Vibrams-shoes을 신고 20km 도보 여행을 떠났다. 솔직히 말하자면, 이 여행은 정말 힘들었다. 내 발은 이렇게 단단하고, 울퉁불퉁한 지면 위에서 그렇게 오랫동안 움직인 적이 없었기 때문에, 마지막에는 절뚝거렸다. 하지만 며칠 후에 생리는 소리 없이 찾아왔다. 아픔도, 통증도, 심지어 가벼운 통증도 없었다. 믿기지 않았다.

10년이 지난 지금, 그동안 미니멀 슈즈를 신고 다녔더니 불편감이 거의 없다. 다만 많이 움직이지 않으면 생리 시작 전 다리가 조금 아픈 정도이다(왜 그런지 기억은 안 나지만 집안을 돌아다니다가 남편에게 발마사지를 해달라고 했더니, 남편은 생리 기간 때문일 거라 했다). 44번째 생일에 44일 동안 매일 10마일(16km씩) 걷는 도전을 해보았는데, 이 기간 동안 있었던 두 번의 생리는 비브람 신발을 신고 20km를 걸었을 때처럼 아무 일 없이 지나갔다. 아마도 미니멀 슈즈 때문만이 아니라, 미니멀 슈즈를 신고 잘 움직였기 때문일 것이다. 엉덩이를 잘 움직이며 많이 걸으면 장골동맥iliac arteries을 통해 더 많은 혈액이 공급된다. 발, 발목, 다리의 움직임이 생리통에 어떤 방식으로 영향을 주는지 정확히 알지는 못하지만, 효과가 있다는 것을 알기 때문에 나는 실천한다.

움직여야 한다. 생리 기간에도

좌식문화를 무시하고는 몸의 작동 방식을 이해하고 설명할 수 없다. 여러분이 겪는 생리통은 내가 그랬던 것처럼 단순히 움직이지 않았기 때문일 수도 있다. 이를 테스트하기 위해 골반 부위를 더 많이 움직여 볼 수 있을 것이다.

내가 생리에 대해 할 말은 이게 전부이다.

낮게 달린 열매

남성의 고환을 끌어올리고 내리는 등, 골반 안에는 다양한 움직임이 있다.

고환올림근cremaster은 고대 그리스어로 '매달다 또는 걸리다'라는 동사에서 유래한 이름을 가진 근육으로, 정자 생성 과정을 유지하기 위해 온도를 조절하는 역할을 한다. 귀중한 부위가 실질적으로 외부에 위치하는 이유는, 정자 생성 과정이 온도에 매우 민감하기 때문이라는 설이 가장 유력하다. 이 근육은 고환이 너무 더워지면 내려주고, 정자 세포에게 차가운 온도인 경우에는 몸에 가깝게 당기는 역할을 한다. 고환올림근은 골디락스Golilocks처럼 딱 맞는 온도를 찾아 주는 역할을 한다.

고환올림근은 테니스 같은 위험한 상황이나 발기erection 중에 고환을 높이 들어올리고, 사정ejaculation 중에도 고환을 높이 들어올린다.

코미디언 미치 헤드버그는 이런 말을 했다. "벨트는 바지가 흘러내리지 않도록 잡아 주지만, 바지의 벨트 고리가 벨트를 잡아줍니다. 내 아래에서 정확히 무슨 일이 벌어지는지 모르겠어요. 누가 진짜 영웅인 걸까요?"

고환올림근을 생각할 때 이 농담이 떠오른다. 고환올림근은 복부 근육 중 두 개의 근육인 내복사근과 복횡근에서 비롯된다. 그렇다면 고환을 실제로 떠받치고 있는 것은 무엇일까? 고환올림근일까 아니면 복근일까, 아니면 복근이 하는 일에 따라 고환올림근이 할 수 있는 일이 달라지니까 둘 다일까?

남성의 음경penis이나 고환testicles과 같이 근골격계에 포함되지 않는 부위의 기능(발기, 사정, 정자 생성)은 다른 신체 부위의 위치에 따라 어떻게 달라질까? 우리가 주로 취하는 자세가 그들의 기능에 어떤 영향을 미치게 될까?

복부 근육들의 움직임은 골반의 위치, 천골의 위치, 복부 내부의 휴식 시 긴장도에 영향을 받는다(37쪽의 복부 이완 참조). 골반과 천골의 위치는 허벅지의 앞과 뒤 근육들, 엉덩이 근육들과 골반기저에 의해 영향을 받는다. 이 근육들은 긴장되어 있을까? 이완되어 있을까?

요점은 '고환의 움직임과 기능'에 고환이 아닌 여러 근육들이 큰 역할을 하고 있다는 것이다. 몸을 움직이는 걸 우선시해야 하는 다른 이유가 필요하다면 바로 이것이다.

내가 고환에 대해 할 말은 이게 전부이다.

머리부터 발끝까지 골반기저 움직이기

우리의 몸이 지구의 생태계에 살고 있듯, 우리의 골반은 우리의 몸의 생태계 안에 존재한다. 따라서 골반기저pelvic floor의 상태는 그것에 연결된 모든 부위의 상태에 따라 달라진다. 앞에서 골반기저 장애가 너무 긴장된 골반기저에 의해 일어날 수 있다고 언급한 것을 기억하는가? 그 경우에는 케겔 수축 운동은 몸이 요구하는 것과 반대의 운동법이기에 효과를 거두기가 어렵다.

골반 주변의 연부조직과 연결된 주변의 신체 부위를 사용하여 필요에 따라, 즉 우리가 하는 일에 따라 긴장하고 이완할 수 있는 건강하고 반응성 있는 골반기저를 만들 수 있는 방법이 있다.

만약 케겔운동을 좋아한다면, 괜찮다. 하지만 이 외에도 다른 몇 가지 운동을 추가하여 '건강한 골반' 루틴으로 확장시킬 수 있다. 그리고 덤으로, 이러한 동작은 골반에 가하는 부하뿐만 아니라 하루 종일 발, 무릎, 엉덩이 및 허리에 가해지는 부하도 바꾼다.

뒤꿈치 위에 엉덩이

엉덩이를 뒤로 옮겨 조정하는 것은 골반과 골반기저에 가해지는 부하를 즉시 변경할 수 있는 간단한 방법이다(131쪽 참조). 이 동작은 줄을 서서 기다릴 때, 주방 식탁 앞에 서 있을 때, 컴퓨터 앞에 서 있을 때, 축구 경기에 서 있을 때 등 여러 상황에 적용해 볼 수 있다.

양쪽 종아리 스트레칭

장시간 앉아 있는 것이 일반적인 우리 문화에서 골반 문제는 흔히 발생한다. 골반을 강화하는 한 가지 방법은 의자에서 자주 일어나는 것이다. 일어났다면, 의자를 이용해서 다음 운동을 시도해 본다. 이 운동은 종아리 근육들과 햄스트링군에 생길 수 있는 근육 긴장을 목표로 한다. 이러한 긴장은 골반 정렬에 영향을 미치기 때문이다.

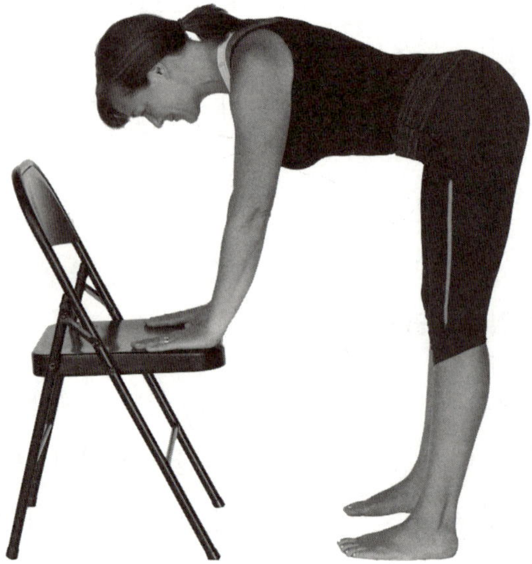

- 의자의 앉는 자리를 향해 서서, 발끝을 앞쪽으로 향하고 다리를 펴고 선다(무릎을 구부리지 말 것!). 손바닥이 의자에 닿을 때까지 몸을 앞으로 굽힌다(그림 참조). 무릎을 굽히거나 등을 둥글게 하지 않고 의자에 닿지 못하는 경우 닿을 수 있을 때까지 베개나 책을 의자 위에 쌓거나, 책상을 이용한다.
- 팔을 지지할 수 있게 되면, 척추를 바닥 쪽으로 향하게 이완하고, 꼬리뼈를 천장 쪽으로 들어올린다. 강제로 갈비뼈를 바닥 쪽으로 향하도록 하거나 등이 활처럼 휘지 않도록 한다. 편안하게 척추를 바닥 쪽으로 이완시킨다.

- 꼬리뼈를 더 많이 들어올릴수록 다리 뒤쪽에 긴장을 더 많이 느낄 수 있을 것이다. 이 스트레칭 자세를 최대 1분까지 최대한 오래 유지한다. 그리고 앉아 있는 동안 더 자주 휴식을 취하도록 자신에게 상기시켜 준다(이 운동을 하기에 딱 좋은 시간이다!).

벽에 다리 올려 벌리기

서혜부 근육groin muscles이 뻣뻣하면 골반 근육의 움직임과 힘을 제한할 수 있다(또는 그 반대일 수도 있다). 다음 운동으로 이 부분에 새로운 움직임을 적용할 수 있을지 확인해 보자.

- 벽 옆에 앉아 몸을 돌려서 다리를 벽에 곧게 올리고 등을 바닥에 대고 눕는다.
- 골반이 수평 위치에서 편안해질 때까지 몸을 벽에서 떨어뜨린다. 만약 골반이 뒤로 기울어져 있다면(즉 허리띠가 바닥에 눌리고 있다면), 허리띠 아래에 약간의 공간이 생길 때까지 뒤로 미는 것이다.

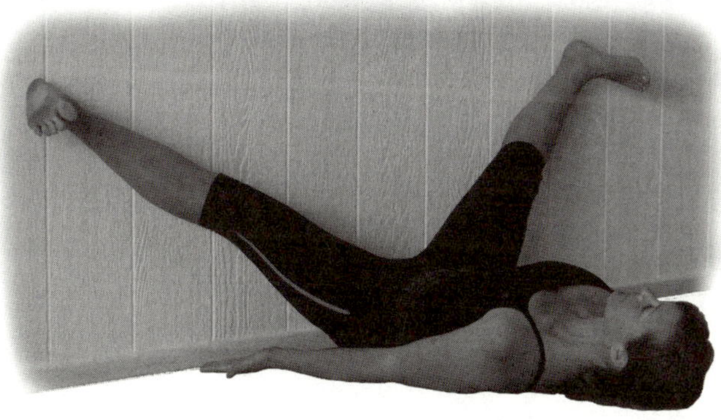

- 다리를 곧게 유지한 채로 힘을 빼고 두 다리를 서로 멀어지게 해서 허벅지 안쪽이 스트레칭되는 것을 느껴 본다.
- 이 동작은 꽤 힘들 수 있으므로 필요할 때마다 동작을 멈추고 준비가 되면 다시 시작하도록 한다.

누워 발바닥끼리 마주 대기

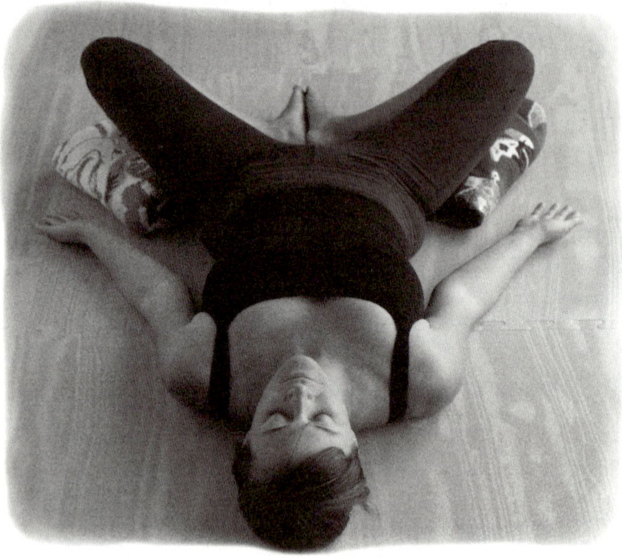

- 베개 위에 등을 대고 누워 무릎을 구부리고 발을 바닥에 평평하게 둔다.
- 발바닥을 서로 붙인 채로 천천히 무릎을 벌려 아래로 떨군다.

- 필요에 따라 각 무릎 아래에 베개를 놓아 지지해야 할 수 있다(한쪽 다리 아래에 다른 쪽 다리보다 더 많은 베개가 필요할 수 있음에 유의한다). 자세가 편안해지면 지지 베개를 낮춰 준다.

이완한다! 나는 종종 이 자세로 아침이나 저녁에 독서를 하면서 마음과 엉덩이, 골반에 좋은 시간을 보낸다. 충분히 이완되면 발을 더 멀리 밀거나 가깝게 해서 동작을 다양하게 즐겨 본다.

엉덩이 강화하기

골반 건강에 엉덩이 근력이 중요하다는 사실에 놀라는 사람이 많지만, 나는 강력한 엉덩이 근육이 골반기저 기능을 향상시킨다는 것을 계속해서 발견해 왔다. 천골을 통해 엉덩이 근육과 골반기저근은 서로 연결되어 반대 방향으로 작용하기 때문이다. 엉덩이 근육을 강화하는 다양한 방법이 있지만, 지금 소개할 운동은 매일 몇 번씩 수행할 수 있는 재미있는 운동이다.

- 벽 앞에 맨발로 서고 손을 벽에 댄다.
- 손은 그대로 벽에 대고 뒤로 걸어가서 왼쪽 다리를 들어서 모든 체중이 오른쪽 다리에 실리도록 한다.

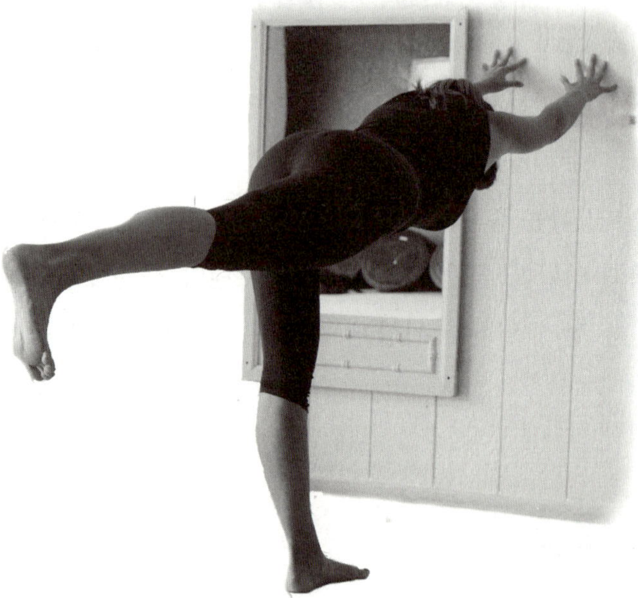

- 오른쪽 다리를 곧게 유지하며(무릎을 구부리지 않도록 주의!), 체중을 발뒤꿈치로 옮긴다. 벽에 손을 대고 자세를 찾는 데 사용한다.
- 왼쪽(떠 있는) 골반을 바닥 쪽으로 내려준다. 특히 체중이 뒤쪽에 실려 있고 무릎이 곧게 펴진 경우 엉덩이 근육이 활성화될 것이다. 자세를 잡기 위해 벽을 사용해라!

시간이 지나면서 골반, 엉덩이, 다리 근육이 강해져서 팔을 덜 사용할 수 있게 될 것이다. 이 운동을 조금 더 어렵게 만들려면 매번 벽을 조금씩 덜 사용하도록 한다.

6

엉덩 관절,
다리, 무릎

your Hips, Legs, & Knees

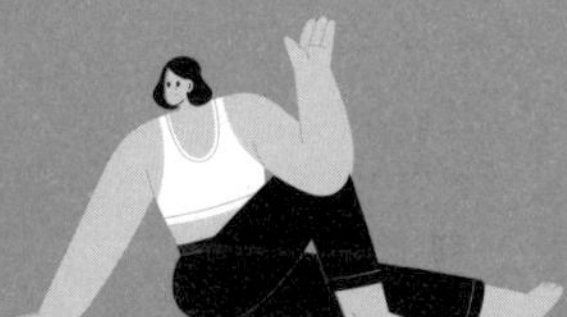

"

바닥을 잘 활용하면 엉덩 관절, 어깨, 척추에 놀라운 효과를 가져다줄 수 있다. 뼈를 강화하고 혈압을 낮추는 데 도움이 된다. 그러려면 우선 바닥으로 내려가야 한다. 앉아야 하고, 그러고 나서 물론 다시 일어서야 한다.

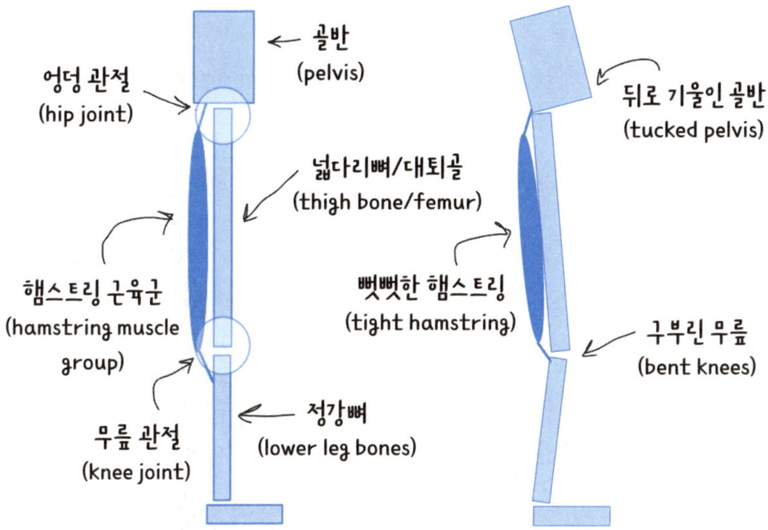

햄스트링 사용법

햄스트링의 해부학 정보에 대한 간단한 내용부터 살펴보자.

1 햄스트링은 대퇴 이두근, 반막양근, 반건양근의 세 가지 근육으로 구성되어 있다.

2 햄스트링 근육 그룹은 두 개의 관절을 통과하는 이관절biarticular 근육이다. 엉덩 관절과 무릎 관절을 통과하므로 이 두 관절 모두에 영향을 미친다. 햄스트링은 기본적으로 골반과 정강이를 연결한다(뒷장 왼쪽 그림 참조).

3 햄스트링이 충분히 유연하면 골반, 허벅지, 정강이가 해부학적으로 중립 위치에 놓인다. 유연하지 않은 경우, 서 있는 동안 골반이 뒤로 기울고 무릎이 구부러질 수 있다(뒷장 오른쪽 그림 참조).

4 보통 교과서에는 무릎 굴곡근(무릎을 구부리는 근육)으로 표기되지만, 걷는 동안에는 엉덩 관절 신전근(골반에서 상대적으로 허벅지를 뒤로 당기는 근육)으로 더 자주 사용된다.

5 엉덩 관절 신전 시 다리가 뒤로 가는 움직임은 걸을 때 몸을 앞으로 움직이도록 추진하는 가장 효율적인 방법이지만(아이스 스케이트 선수가 빙판을 밀어내면서 앞으로 이동하는 것을 생각해 보자), 현대 생활환경과 일상생활의 움직임 부족에 몸이 적응하면서 보행 패턴이 거꾸로 된 것 같다. 대둔근과 햄스트링을 사용하여 부드럽게 앞으로 움직이는 대신에, 다리를 앞으로 들어올리고 한 걸음 한 걸음 내딛을 때마다 앞으로 넘어질 듯이 걷는 사람들이 많다.

6 의자에 깊숙이 앉거나 골반을 뒤로 기울인 자세에서는 햄스트링 근육이 부착된 부위가 서로 가까워져 짧아진다. 앉을 때 골반을 뒤로 기울이는 자세를 자주 취하게 되면 햄스트링이 짧아지는 데 익숙해져서 충분히 길게 늘어나는 데 저항하기 시작한다.

7 햄스트링이 이렇게 짧아진 상태에 적응되면 선 자세에서 골반이 뒤로 기울지 않도록 하는 것이 어려워지며, 무릎을 완전히 펴기도 어려워 몸의 움직임을 제한하게 된다. (나는 골반과 골반기저 문제, 그리고 햄스트링이 골반 역학에 미치는 영향에 대한 글을 많이 쓰고 있다. 그중에서도 햄스트링의 중요성과 영향이 얼마나 과소평가되고 있는지에 대한 내용을 강조하고 있다. 골반기저 운동 프로그램은 햄스트링뿐만 아니라 다른 엉덩 관절의 움직임도 포함되어야 한다.)

햄스트링이 뻣뻣해지는 이유가 뭘까?

인체 조직에 영향을 줄 수 있는 정말 많은 독특한 상황들이 있지만, 공통적으로 가지고 있을 만한 일상생활 자세 습관을 고려해 보자.

1 평생에 걸쳐 하루에도 몇 시간씩 앉아 지내서, 다리의 다른 동작들에 비해 햄스트링을 짧게 하는 움직임의 비중이 굉장히 크다.

2 좋은 자세 또는 매너를 위해 그렇게 해야 한다고 학습해 오면서 많은 사람들이 골반을 뒤로 기울이는 습관을 수십 년 동안 유지하고 있다.

3 대부분의 보편적인 신발들이 굽이 있어서, 발이 약간 내리막길을 걷는 자세를 취하도록 만든다. 몸은 그것을 보상하기 위해 살짝 무릎을 구부리거나 골반을 뒤로 기울이게 되는데, 이 두 가지 움직임 모두가 햄스트링을 짧아지게 한다.

4 거의 움직이지 않기 때문에, 이러한 근육들이 많이 사용되기 힘들고, 이 근육들이 사용되더라도 전 관절가동 범위full range of motion로 움직여지지 않는다.

그럼 이제, 햄스트링을 스트레칭하는 법을 알아보자

햄스트링의 길이를 포함해 상태까지 개선하려면, 더 자주 움직여야 한다. 스트레칭을 하거나 햄스트링을 움직일 때에도 올바른 자세를 유지해야 한다. 그렇지 않으면 움직임이 의도한 효과를 얻지 못할 수도 있다. 근육의 부착 부위를 서로 멀리 움직이고, 같은 방향으로 움직이지 않도록 주의해야 한다.

특히 햄스트링을 스트레칭할 때 무릎을 구부리지 않도록 주의하자. 무릎을 구부리면 햄스트링의 부착 부위가 가까워져 효과가 떨어진다.

골반을 뒤로 기울이지 않도록 주의하자. 골반을 뒤로 기울이면 근육의 부착 부위가 가까워져 효과적인 스트레칭이 어려워진다.

요약하면, 햄스트링을 스트레칭할 때 무릎과 골반의 위치에 주의해야 한다. 무릎과 골반이 서로 멀리 움직이도록 해야 스트레칭 효과를 망가뜨리지 않는다. 골반과 무릎의 위치를 주의 깊게 관찰하는 연습을 할 수 있는 간단한 동작을 소개한다.

스트랩 스트레칭

등을 바닥에 대고(바닥을 이용하기 힘들 경우에는 침대에 누워) 한쪽 발에 스트랩이나 벨트를 감는다. 그런 다음 무릎을 곧게 펴고 골반이 뒤로 기울지 않도록 주의한다. 둘 중 하나라도 어려울 경우 자세를 유지할 수 있는 만큼 다리를 바닥으로 내린다.

햄스트링은 무릎과 고관절을 지나가기 때문에 동작 중에 골반을 뒤로 기울이거나 무릎을 구부리면 스트레칭 효과가 줄어든다.

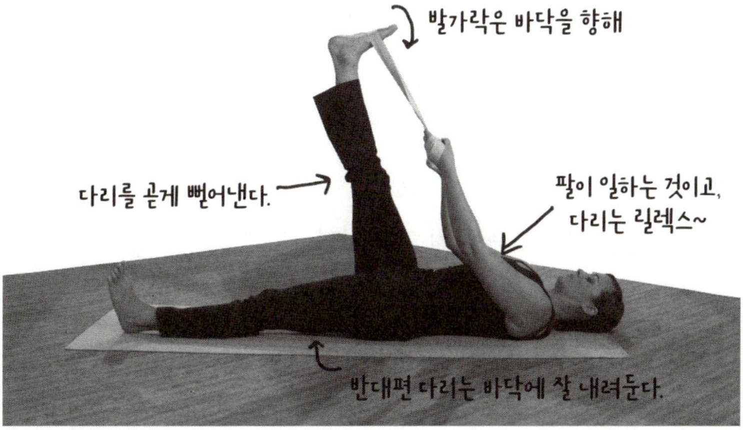
발가락은 바닥을 향해
다리를 곧게 뻗어낸다.
팔이 일하는 것이고,
다리는 릴렉스~
반대편 다리는 바닥에 잘 내려둔다.

바닥 쪽 다리가 바닥에서 들리면 골반이 뒤로 기울어졌다는 신호이다. 이를 확인하기 위해 바닥에 누운 다리 뒷면에 수건을 깔고 윗다리 햄스트링을 스트레칭하는 동안 수건을 계속 누르도록 한다. 바닥에 놓인 다리를 잘 고정하기 위해서는 스트레칭하는 다리를 거의 바닥 가까이 내려야 할 수도 있는데, 이렇게 하면 햄스트링을 효과적으로 늘이게 된다.

팔다리를 최대한 높이, 그리고 멀리 움직이는 것이 매력적일 수 있지만, 대부분의 동작은 그 사이의 더 작은 부분을 움직이는 것이 목표이다. 햄스트링 스트랩 스트레칭을 할 때 무릎을 구부리고 골반을 뒤로 기울인 상태로 다리만 높이 든다면 햄스트링이 거의 늘어나지 않는다.

몸을 앞으로 숙이는 방법

몸을 앞으로 구부리는 동작은 햄스트링을 효과적으로 움직일 수 있는 좋은 방법이지만, 어떤 부분을 주의 깊게 관찰해야 하는지 알아야 한다. 몸을 앞으로 구부릴 때 햄스트링이 이 스트레칭에서 제외될 수 있기 때문이다.

햄스트링을 움직이지 않고도 발가락에 손이 닿게 앞으로 뻗는 방법이 있을까? 모든 사람이 이를 할 수 있는 것은 아니지만, 만약 하부 척추가 매우 유연하다면 손이 땅에 닿을 때 골반이나 햄스트링을 움직이지 않고도 몸을 앞으로 구부릴 수 있다(아래 중앙 그림).

몸을 앞으로 구부리는 동작을 할 때 골반을 앞으로 기울이면서(오른쪽 그림), 골반의 햄스트링 부착 부위가 무릎 아래의 햄스트링 부착 부위에서 멀어지게 움직여야 한다. 골반을 수프가 담긴 그릇이고, 담긴 것을 앞으로 기울여 쏟아낸다고 생각하면 햄스트링을 효과적으로 움직일 수 있다.

골반을 앞으로 기울이는 동작을 할 때 무릎을 굽혀 버린다면 햄스트링의 스트레칭 효과가 감소하므로, 무릎을 펴고 햄스트링이 얼마나 멀리 움직일 수 있는지 확인하는 데 집중하자.

지금은 골반을 멀리 움직이기에는 햄스트링이 충분히 유연하지 않을 수 있고, 아마도 그럴 가능성이 높다. 다리 뒷부분이 확실하게 원하는 만큼 스트레칭되기를 바란다면, 움직임을 작

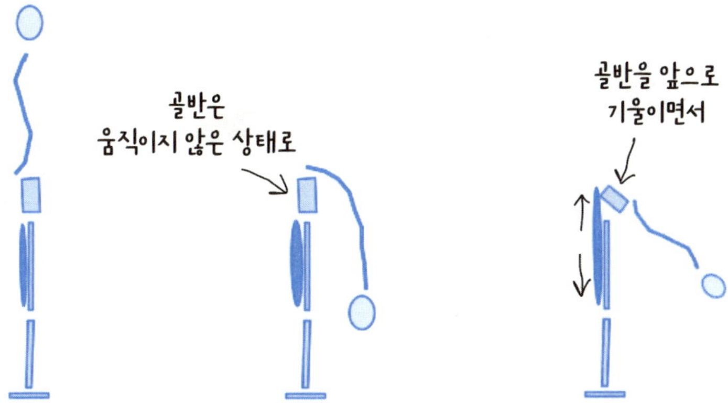

게 한다. 골반이 더 이상 앞으로 기울어지지 않는 지점에서 잠시 멈추고, 스트레칭되는 동안 유지했다가, 돌아온다.

햄스트링에 집중해서 골반만 앞으로 기울이는 작은 움직임은 그 자체로도 훌륭한 운동이지만, 발끝에 손이 닿게 몸을 앞으로 구부리거나 요가의 태양 예배 자세와 같은 동작들을 할 때에도 햄스트링 움직임을 추가할 수 있다. 골반을 가능한 만큼 앞으로 기울이고, 햄스트링이 늘어나고 있는지 확인하기 위해 잠시 기다린다. 골반의 기울어짐을 유지한 채로 척추를 구부려 조금씩 앞으로 움직인다.

햄스트링과 척추가 뻣뻣하다면 무릎이 구부러질 수도 있다. 만약 무릎이 구부러진다면, 이 움직임이 제멋대로 일어난 것이 아니라 햄스트링과 관련이 있다는 것을 알아두자. '무릎을 펴서' 하는 스트레칭이나 운동을 할 때 무릎이 자주 구부러진다면, 적어도 몇 번은 구부리지 않고도 할 수 있도록 해서 햄스트링에 필요한 움직임을 얻어 보자(움직임의 범위가 작아질 수 있다는 것을 기억하자).

여기서 중요한 것은 엉덩 관절에서 앞으로 숙여지는 것과 척추에서 앞으로 숙여지는 것의 차이를 확실하게 아는 것이다. 두 가지 동작이 모두 필요하지만, 각각의 움직임을 연습해서 두 가지 모두 가능할 수 있도록 주의를 기울여야 한다.

내리막길에서 무릎 사용하기

최근 우리 가족은 다른 가족들과 함께 올림픽 국립 공원의 높은 지점에서부터 마을 아래까지 수직으로 1.3km 높이를 13km에 걸쳐서(GPS 기록으로는 15km) 걸어 내려왔다. 매년 여름 가족들과 함께 몇 개의 도전적인 하이킹thru-hikes을 하는데, 이는 시간이 지남에 따라 또 다른 요소들을 추가하는 하이킹point-to-point hikes이다. 일종의 어린이 버전이라고 할 수 있다.

쉬운 경로는 아니었다(많은 지점에서 아예 길이 없었다). 길이 울퉁불퉁해서 매 걸음마다 발걸음을 신중하게 디뎌야 했다. 그러나 두 가족 모두 잘 해냈다. 평지나 오르막길도 없이 가파른 내리막길만 그렇게 많이 걸어 본 것은 처음이었다. 이틀 후 양다리의 중둔근, 대퇴사두근의 외측, 가자미근 등 세 부위에서 근육통이 느껴졌다.

왜 이 근육들일까?

오르막길은 힘들다. 다리 근육은 몸무게를 들어올리기 위해 많이 작동해야 하기 때문에 심장과 폐도 더 활발하게 움직여야 한다. 그러나 내려갈 때는 산 아래로 끌려가고 있기 때문에, 심장과 폐는 덜 활동해도 되므로 어느 면에서는 쉬운 동작이지만 다른 면에서는 더 어렵다. 내리막길에서는 몸이 앞으로 쓰러지지 않도록 '브레이크를 밟아야' 한다. 내리막길을 걷고 난 후 느꼈던 부위는 몸의 '내리막 브레이크'가 위치한 곳이다.

오해가 없도록 명확한 그림을 그려 보겠다.

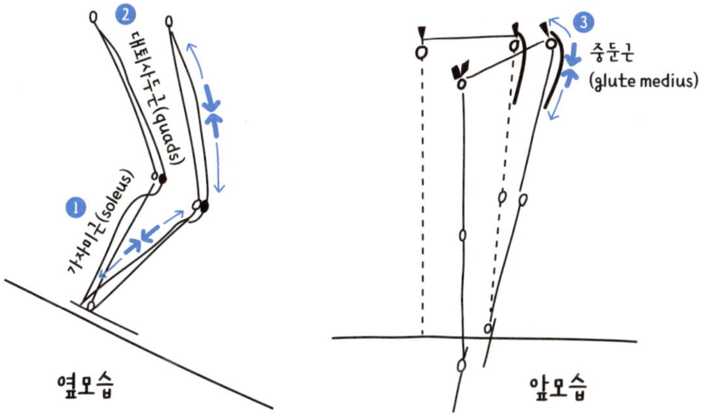

1 가자미근은 종아리의 가장 깊숙한 부분에 위치하며 뒤꿈치와 정강이를 연결한다. 내리막길을 내려갈 때 이 근육은 수축하는 힘을 쓰면서(짧아지려고 노력함, **굵은 화살표**) 동시에 너무 빨리 내려가지 않

도록 늘어난다(**가는 화살표**). 근육이 원래 작용하는 방향과 반대로 작용하는 것을 원심성 수축eccentric contraction이라고 한다.

2 허벅지 앞쪽의 대퇴사두근도 몸을 낮추기 위해서는 길어져야 하는데(**가는 화살표**), 동시에 브레이크 역할을 하려면 그 움직임과 반대 방향으로도 작동해야 한다(**굵은 화살표**).

3 중둔근(옆쪽에 있는 엉덩 근육 중 하나)의 역할을 살펴보기 위해서는 앞에서 보는 것이 더 수월하다. 반대쪽 골반을 낮추기 위해 중둔근은 길어지면서 동시에, 원심성 조절eccentric control을 위해 수축한다.

위에 언급한 근육들을 사용하지 않고도 내리막길을 내려갈 수 있다. 발목, 무릎, 엉덩이, 허리가 뻣뻣해진 경우에는 보행패턴이 창의적으로 바뀌어 버린다. 뻣뻣한 상태에서도 오랜 시간 동안 걸을 수 있고, 일주일에 여러 차례 하이킹을 즐길 수 있지만, 계속하게 되면 이 창의적인 보상 움직임 패턴에 대한 값을 치러야 한다.

내리막길을 걸을 때(혹은 계단을 내려갈 때) 왜 무릎이 아플까?

1 무릎이 자기가 감당할 수 있는 이상의 일을 한다.

내리막길 보행에 대해 사람들에게 첫 번째로 묻는 것은 "무릎과 엉덩 관절을 사용하고 있나요, 아니면 무릎만 사용하고 있나요?" 이다.

내리막길에서 발을 디딜 때 무릎만을 구부리지 않고 엉덩 관절도 함께 내리는 것이 중요하다. 이렇게 하면 엉덩이 근육을 적절히 활용하여 내리막길에서 발생하는 체중부하를 효과적으로 분산할 수 있다.

한쪽 엉덩 관절을 내리면서 무게 중심을 이동시키면 체중이 좌우로 움직이는 '활강'이 만들어져 천천히 속도가 떨어진다(오른쪽 그림). 한 발자국씩 발을 디딜 때마다 측면 엉덩이를 활용하여 몸을 낮추고 속도를 줄이면 대퇴사두근 브레이크를 자주 밟거나 강하게 밟을 필요가 없어진다. 무릎이 모든 일을 도맡아 했다면(아마도 한동안 그랬을 것이다.) 이제는 그럴 필요가 없다. 내리막길에서 활용하는 법을 몰라서 못 쓰는 다른 부분들이 있고, 우리의 무릎은 우리가 가능한 한 빨리 그 부분들에 대해 배우기를 원한다.

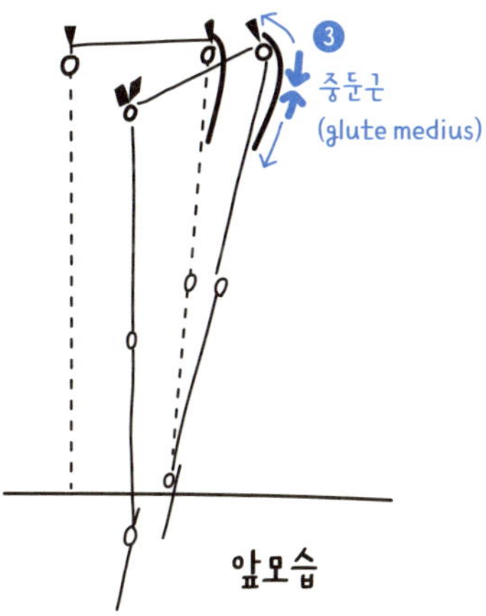

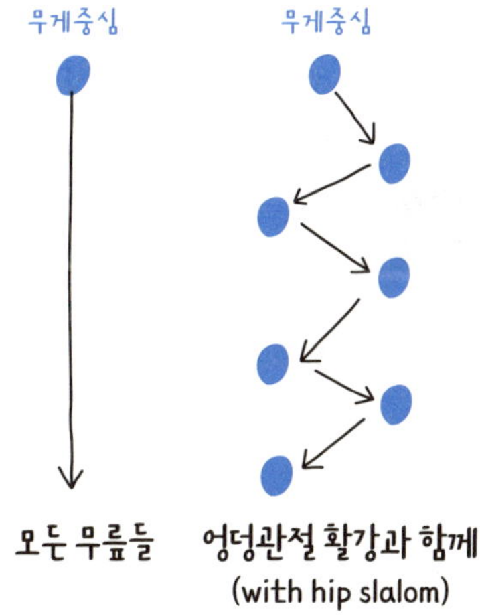

골반 낮추기(107쪽 참조)는 내리막 보행의 핵심이다. 걷는(즉 한 쪽 다리로 서 있는) 동안 중둔근이 구체적으로 일하도록 훈련하는 방법이기 때문이다. 또한 블록에서 내려오는 연습을 통해서 가자미근과 중둔근이 대퇴사두근의 부담을 덜어줄 수 있다.

하이킹을 할 때 엉덩 관절을 낮추고 체중심 이동 '활강'을 하는 걸 기억해라. 많은 연습을 하지 않더라도 산길에서 보행 패턴을 바꾸고 무릎의 부담을 더는 변화를 만들 수 있다.

2 슬개골(무릎뼈)이 '슬개골 홈'을 따라서 움직이지 않는다.

내리막길을 내려갈 때 대퇴사두근이 사용되면서 긴장하게 된다. 슬개골은 대퇴사두근의 건tendon에 연결되어 있어, 대퇴사두근이 긴장된 채로 내리막길을 걷게 되면 슬개골이 오르막길이나 평지에서보다 더 깊숙이 눌리게 된다. 아야!

무릎에는 슬개골을 위한 공간이 있지만, 평소 움직임 습관과 패턴으로 인해 그 공간에서 벗어나기도 한다(주로 옆으로 당겨진다). 슬개골이 홈에서 벗어난 상태로 내리막길을 내려가게 되면 무릎에 가해지는 압력이 높아진다.

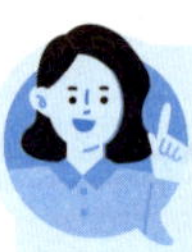

무릎을 꿇거나 깊게 구부렸을 때 아픈 이유도
이것 때문일 수 있다.

내 무릎은 주의하지 않으면 쉽게 아프다. 그래서 하이킹이나 배낭여행 전후, 중간 중간 이 운동들을 한다. 종아리 스트레칭

(220쪽), 골반 낮추기(107쪽), 스트랩 스트레칭(184쪽), 척추 트위스트(103쪽). 이러한 교정 운동은 확실한 효과가 있었고, 그 결과 내 무릎도 편안한 여행을 할 수 있었다.

이 글이 왜 내리막이나 계단을 내려갈 때 무릎이 아팠는지에 대한 수수께끼를 푸는 데 도움이 되기를 바란다. 좋은 소식은 대부분의 경우 무언가를 조치할 수 있다는 것이다.

대퇴사두근 스트레칭의 변신

한쪽 다리에는 몇 개의 대퇴사두근이 있을까? 답은 이름에 있는데, 바로 네 개(사두!)이다. 그중에서 세 개는 허벅지 뼈와 정강이 뼈 사이를 연결하지만, 나머지 하나(대퇴직근)는 골반과 정강이뼈 사이를 연결하고 있다.

대퇴사두근 스트레칭을 할 때 골반의 위치가 매우 중요한데, 그렇지 않으면 하나(그것도 가장 큰 근육)를 놓칠 수 있기 때문이다. 대퇴사두근 스트레칭을 할 때 허리가 아프다면 대퇴직근이 너무 짧아서 무릎이 구부러지면서 동시에 골반이 앞으로 기울어졌기 때문이다. 이미 배웠듯이 골반을 앞으로 기울이는 것은 하부 척추를 압박하는 방법 중 하나이다. (깜짝 퀴즈: 골반을 사용하지 않고 하부 척추를 압박하는 다른 방법은 무엇일까? 갈비뼈 내밀기! 대퇴사두근 스트레칭을 할 때 흉곽의 위치도 확인하자).

뒤로 팔을 뻗어 발이나 발목을 잡기 전에 골반을 먼저 안정화하자. 골반을 뒤로 기울이면 그 자리에 고정될 수 있다. 물론 대퇴사두근이 너무 뻣뻣해서 발에 손이 닿지 않을 수도 있다. 이런 경우에는 발 주변에 스트랩이나 벨트, 스카프 등을 둘러주면 도움이 된다.

스트레칭을 하는 도중에는 무릎이 서로 붙어 있는지 체크하자(무릎이 슬그머니 옆이나 앞으로 밀려나올 수 있는데 그러면 스트레칭이 덜 된다). 골반을 다시 뒤로 기울여 원하는 부위에 스트레칭이 잘 되고 있는지 확인하자.

이렇게 스트레칭을 더 어렵게 만드는 법을 가르쳐 준 내가

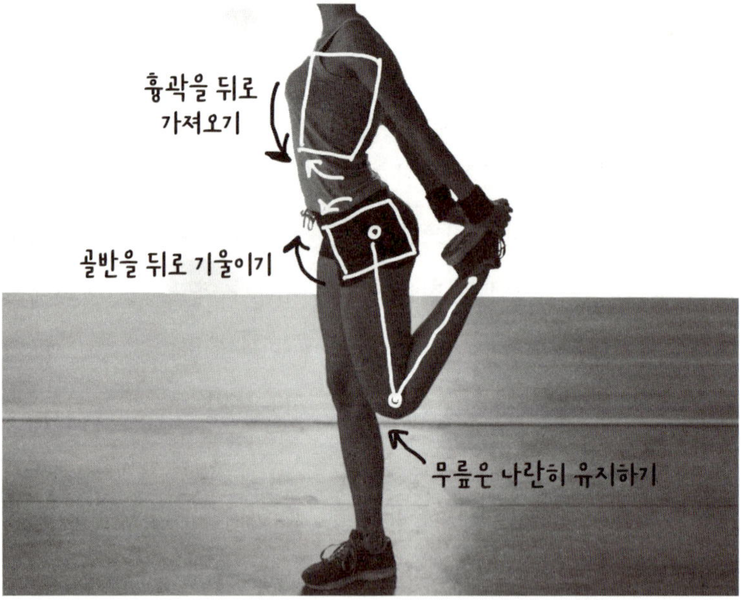

미워질지 좋아질지는 모르겠다. 어떤 쪽이든 자세에 주의를 기울이면 운동 효과를 더 많이 낼 수 있는 건 사실이니… 고맙다는 말은 됐다.

무릎을 사랑하는 법과 낮은 부하 런지

대퇴사두근의 긴장으로 인해 슬개골이 무릎 관절 내로 더 깊이 눌려서 발생하는 무릎 통증을 줄이려면 경직된 근육을 부드럽게 만들어야 한다. 아마 대퇴사두근을 스트레칭하는 것이 중요하다고 들어봤을 것이고, 그 말이 맞다. 간단한 런지는 장골근, 요근, 대퇴사두근을 늘리기에 좋은 방법이며, **골반을 유지하고 앞으로 기울지 않게 주의한다면** 대퇴사두근 중 종종 문제가 되는 대퇴직근을 효과적으로 늘릴 수 있다.

그렇다면 무릎을 꿇거나 더 깊게 구부릴 때 슬개골이 관절 내로 더 깊이 눌리게 되어 발생하는 통증을 줄이면서 어떻게 이 훌륭한 스트레칭을 할 수 있을까?

부하가 없는 런지를 시도해 보자

의자를 가져온다. 이때 팔걸이가 없는 의자, 낮은 스툴 또는 피아노 의자가 가장 좋다.

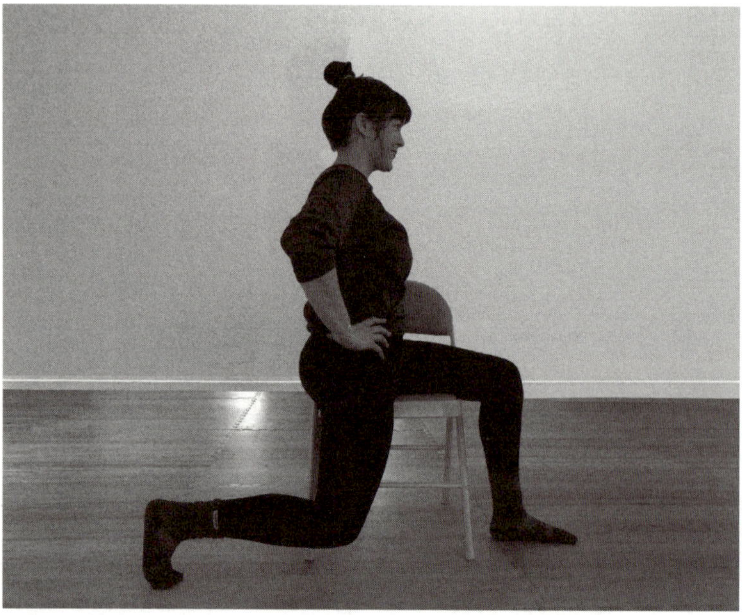

의자에 옆으로 앉아 엉덩이(그리고 대부분의 체중)가 의자에 의해 지지되도록 하지만, 다리는 앞뒤로 움직여 런지 모양을 만들 수 있게 한다. 엉덩이의 절반만 의자에 걸친다.

런지 자세를 취한 후에는 다른 런지 자세 규칙들을 적용한다. 한번 해보라, 무릎에 압력이 가지 않는다.

아래로 내린 다리의 허벅지 앞쪽을 스트레칭하려면, 골반을 말아넣는다(골반의 윗부분을 척추를 향해 뒤로 기울인다). 더 효과적으로 스트레칭하고 싶다면 뒷다리를 가능한 한 뒤로 더 보낸다. 이때에도 계속해서 골반이 앞으로 기울지 않도록 주의한다. 골반을 움직이지 않은 상태에서 다리를 뒤로 움직이다 보면 허벅지 앞쪽이 늘어나면서 원하는 근육을 늘릴 수 있다. 반대쪽도 반복한다.

사용하지 않는 최고의 운동기구

내가 여러분의 관심을 끌어냈다.

이제 무슨 이야기가 나올지 궁금해할 것 같다. 손님방에 옷걸이로 쓰고 있는 러닝머신? 옷장 깊숙한 곳에 들어가 있는 롤러 블레이드? 뒷마당의 반쯤 바람 빠진 짐볼, 아니면 차고에 있는 아령?

이런 것들을 말하는 게 아니다! 누구나 쓸 수 있는 기적의 운동기구는 바로 '바닥'이다.

정말로!

서 있을 때의 골반 위치와 바닥 사이의 거리는 이동하기에 너무 멀어 보이지만, 항상 그 여정은 가치가 있다. 바닥은 엉덩관절, 어깨, 그리고 척추에 놀라운 효과를 줄 수 있다. 뼈를 강화하고 혈압을 낮추는 데에도 도움이 된다. 그러려면 먼저 바닥에 내려가야 한다. 그리고 물론, 다시 일어나야 한다.

우리 몸은 많은 지렛대와 관절로 이루어져 있다. 이 관절들의 큰 기능 중 하나는 우리를 바닥에 내려갔다가 다시 일어서게 하는 것이다. 물론, 우리가 일생 동안 그 관절을 사용하지 않고 지낸다면 그 관절은 움직임이 원활하지 않게 된다(참고: 움직이지 않으면 기능을 상실한다).

우리는 빠르게 스스로를 가둔다. 바닥에 내려갔다가 올라올 수 없다면, 더 이상 바닥에 앉았다 일어날 생각은 하지도 않을 것이다. 무언가 물리적으로 도전하는 것은 '하면 안 된다'는 신호처럼 보인다. 의자, 침대, 변기의 높이가 계속 높아지는 게 합리적인 선택처럼 보인다. 관절을 구부리지 않으니 어떻게 그 기능을 사용할 수 있을까?

움직임은 특정 동작을 할 수 없게 됐을 때, 그 동작을 계속 연습하는 것만이 해결책인 이상한 현상 중 하나이다. 쉬어야 할 때는 쉬고, 강화해야 할 때 강화하고, 필요에 따라 부하를 줄이고, 자세를 개선하면서라도 계속 시도해야 한다.

바닥에 앉지 않는 이유는 여러 가지가 있지만, 대부분의 경우 바닥에 앉는 습관을 처음에는 가지고 있었다. 하지만 그 습관을 끊게 되는 가장 현실적인 이유는 바로 우리가 서 있는 것과 바닥 사이의 중간에 모든 좌석을 만들고, 이러한 좌석을 어디에나 배치하는 문화에 속해져 있기 때문이다. 수백 개의 쿠션이 있는 의자와 세라믹 의자가 배치된 성을 만들고, 결국 여러분의 엉덩이는 그 안에 갇히게 되었다.

관절을 더 자주 움직이려면, 단순하게 몸의 관절과 바닥 사이의 관계를 바꾸면 된다.

바닥에 앉아 보자. 엉덩이와 무릎은 의자에 앉는 그 모든 유혹을 뿌리치기 어렵다. 바닥을 더 자주 활용하고 싶다면, 앉고 싶은 자리에 몇 개의 쿠션을 깔고 의자를 사용하지 않는다. 처음부터 완벽하게 바닥에 앉지 않아도 된다. 평소에 앉는 높이보다 낮게 앉기만 해도 관절이 더 느슨해지기 시작한다.

바닥에 앉았다가 일어나는 능력을 잃지 않도록 매일 연습하자. 만약 움직임 교육자라면 고객에게 바닥에 앉았다 일어서는 기능적인 동작을 연습하도록 안내한다. 바닥에서 일어나기 전, 배를 깔고 엎드린 자세나 등을 대고 누운 자세를 번갈아 연습하도록 한다. 다리가 본인의 체중을 바닥에서 들어올릴 만큼 충분히 강하지 않을 경우 근처에 의자를 두고, 팔로 의자를 밀어내리는 힘을 써서 바닥에서 일어날 때 도움받을 수 있다.

심박수를 높이고 싶다면? 고급 유산소 운동 장비는 필요 없다! 선 자세에서 시작하여 바닥으로 내려가 얼굴이 바닥을 향하도록 마무리한다. 선 자세로 돌아왔다가 다시 내려가면서 이번에는 얼굴이 위로 향하도록 마무리한다. 이 주기를 5~10회 반복한다. 생각보다 몸은 무거워서 힘들 수 있다. 바닥에서 일어나고 내려가는 것은 마치 '전신을 사용하는 이두근 운동'과 같다. 몸이 내려갈 때는 무게를 내리는 것과 같고, 일어설 때는 무게를 다시 들어올리는 것과 같다. 그러나 바닥에서 일어나고 내려가는 동작은 단순히 심장과 폐를 활용하는 것 이상이다. 이는 몸의 다양한 관절을 큰 가동범위로 움직이게 하는데, 모든 유산소 운동이 몸을 이렇게 쓰지는 않는다!

근력과는 상관없이 바닥에서 운동을 하지 않는 몇 가지 흔한 핑계가 있다.

바닥이 너무 더러워서

청소한다. 매년 건강검진을 받을 때, 척추를 더 잘 관리할 수 있었음에도 불구하고 청소하는 데 10분을 들이기 귀찮아서 관리를 못 했다는 사실을 깨닫게 된다면 어떤 기분이 들게 될까?

공간이 좁아서

내가 본 가장 좁은 공간은 다섯 식구가 사는 작은 요트의 '집이라 불리는 부분'이었다. 그래도 요가 매트를 펼쳐서 운동할 수 있는 공간을 만들 수 있었다. 맞다, 바닥에서 뭔가 하려면 물건들을 옮겨야 할 수도 있지만, 그것도 역시 운동이다.

자세를 바꾸는 게 힘들어서

좋다, 우리 몸에 관한 문제이기도 하지만, 우주의 모든 것이 감당해야 하는 관성에 관한 문제이기도 하다. 모든 몸(즉 물질의 집합체)은 이미 하던 것을 계속 하려는 경향이 있다. 말하자면 오래된 습관에는 관성이 있어서 새로운 습관을 들이는 게 어렵다는 말이다. 같은 의자에 계속해서 돌아가려고 하는 것이 훨씬 쉬운 게 맞다. 여러분의 잘못이 아니라 물리적 현상일 뿐이다. 하지만 여기에서 '정신이 물질을 지배한다'라는 개념을 떠올려 보자. 새로운 습관을 들이기 위해서는 새로운 행동(예를 들어 바닥에 앉는 것)을 하게 만들어야 한다. 좋은 소식은 관성이 양방향으로 작용한다는 것이다. 일단 더 나은 습관을 가지게 되면, 관성이 습관을 지속하는 데 도움이 되기 때문에 새로운 습관을 유지하기가 더 쉬워진다.

앞서 말했듯, 서 있는 자세에서 바닥에 앉았다가 일어나는 것은 결코 쉬운 일이 아니지만, 여러 가지 면에서 효과가 있는 운동이니 일단 해보라. 바닥에 앉았다가 일어나는 것 자체가 운동이고, 효과가 있지만, 더 큰 장점은 한번 익숙해지면 바닥에서 할 수 있는 다른 동작들도 가능해진다는 것이다. 엉덩 관절의 움직임을 넓히면, 경험의 폭도 넓어진다.

삶 속에서의 자세

누구도 나에게 이런 질문을 거의 하지 않았다. "얼마나 오래 앉아 있는 게 너무 오래 앉아 있는 걸까요? 내 몸이 상하는 건 아닌지 알고 싶어요. 어떻게 균형을 맞추면 좋죠?" 그러나 반대로, 서 있는 자세와 관련된 유사한 질문들은 많이 받았다. "얼마나 오래 서 있는 게 과한 걸까요? 실제로 앉아 있는 것보다 서 있는 게 더 나은가요?"

좋은 질문이다. 앉든 서든, 우리는 **한 가지 최적의 자세만** 찾으려고 하는 경향이 있다. 마치 몸을 배치할 수 있는 방법이 많지 않은 것처럼 말이다.

자세는 문화적으로 중요한 의미를 갖는다. '나는 이렇게 앉는다' 또는 '나는 이렇게 서 있다'고 생각하는 경향이 있다. 그러나 사용하는 자세는 대부분 환경에 대한 반응이다. 의자, 신발, 옷, 지형, 온도, 성별, 직급 및 두려움 등은 앉거나 서는 자세에 영향을 미치는 많은 요소 중 일부이다.

앉은 자세를 바꾸고 싶다면, 우리에게 어떤 선택지가 있을까? 사실 너무 많다. 1995년에 발표된 미국 생리인류학자physical anthropologist 고든 W. 휴즈Gordon W. Hewes의 논문 '특정 자세 습관의 세계 분포'에서 전 세계에서 사용하는 100가지 이상의 자세를 분류했다. (나는 이 연구가 너무 마음에 들어서 일러스트레이터에게 다른 방법으로 앉을 수 있는 자세를 그려 달라고 했다. 지금은 '의자 밖에서 생각하기' 포스터에 그려진 그 그림들이 전 세계의 교실, 사무실, 집에 걸려 있다!) 대부분의 자세들은 우리가 운동할 때 하는 스트레칭이나 스쿼트 자세와 비슷하다. 어떤 문화에서는 우리가 어렵게 시간 내서 하려고 하는 움직임들을 일상에 녹여 자연스럽게 하고 있다.

어떻게 움직이는지에 따라 움직임에 대한 인식이 달라진다. 그러나 그 반대의 경우도 마찬가지이다. 휴즈의 논문(그리고 이 책과 같은 책)은 스스로의 몸과 몸이 움직일 수 있는 방식에 대한 생각을 변화시킨다. 전 세계의 사람들이 우리처럼 의자에만 앉아 있는 게 아니라 다른 방식으로 앉는 모습을 보면 우리의 인식이 바뀔 수 있다. 이렇게 되면 우리는 의자에 앉거나 서는 것 그 두 가지 선택지를 넘어 생각할 수 있게 된다.

앉는 것과 서는 것을 다양한 선택지로 가득한 카테고리로 분류해서 각각에 대해 10가지 자세를 생각해 본다. 서서 일하고 있다면 매 시간마다 몇 가지 다른 자세로 서 보는 것이다. 앉을 때에도 매 시간마다 몇 가지 다른 방법으로 앉아 본다. 집에 돌아오면 **바닥에 앉을 수 있는 10가지 서로 다른 자세들을 시도해 보는 것도 좋겠다.** 몇 분 이상 유지하기 힘든 동작이 있다면 메모해 두었다가 운동의 시작과 끝에 그 자세들을 연습해 보도록 한다. 한 가지 방식으로만 앉는 문화를 대물림하지 말자. 아이들에게 우리가 해결해야만 하는 문제를 만들어 냈던 그 방식대로 앉아야 한다고 강요하지 말자. 아이들이 다른 선택지를 탐색하도록 두자. 그리고 함께 하자! 아이들에게 다양한 방식으로 움직이는 법을 배울 수 있을 것이다.

휴즈의 연구는 이렇게 마무리된다.

> 생리학자, 해부학자, 정형외과 전문의는 말할 것도 없고 체육 전문가들조차도 몇 가지 '이상적인' 자세 — 다시 말해, 주로 교관이 좋아하는 경직된 상태로 선 자세, 학생이나 속기사가 책상에 앉는 습관, 다채롭지 않은 자세에 대한 영어 어휘 — 가 자세에 대한 고정관념을 만드는 것이 사실이다. 이와 달리 요가를 통해 풍부한 자세에 관한 용어와 그 근거를 발전시킨 인도는 세계에서 가장 풍부한 자

료를 가지고 있다. 결론적으로 강조하고 싶은 것은 자세에 대한 과학적 관심이 너무 적었고, 그중 상당수는 (비인류학자들이) 문화 간의 정보를 흔히 무시하는 것에서 비롯했다는 것이다.

이 결핍을 해소하는 것이 바로 내가 지금 하는 일의 큰 이유이다. 우리가 하는 움직임, 그 동작을 설명하는 언어, 그리고 그 언어를 통해 공식화된 질문과 개념을 조사하는 연구 간에 관계가 있다고 생각한다. 거의 움직이지 않는 문화는 움직일 능력을 잃게 되고, 움직임의 형상을 적절하게 묘사하는 언어도 더 이상 필요하지 않게 된다. 움직임이나 그것에 관한 언어가 없이는 어떤 질문도 생겨나지 않는다. 왜 움직임과 자세에 대한 과학이 소홀히 취급됐는지 알겠다. 움직임에 대한 빈틈없는 과학은 움직이는 사람에 의해서 주도되는 것이지 그 반대가 아니다.

건강한 요근PSOAS/쏘아스은 여행보험

자동차, 비행기, 기차, 도보 등 어떤 이동수단이든 (나는 등산 장비를 보면서 글을 쓰고 있다.) 여행은 엉덩 관절을 굽히는 경우(앉아 있을 때와 하이킹을 하는 경우 모두)가 많다. 평소보다 무거운 물건을 들고 다니다가 마지막 순간에 갑자기 스트레스가 더해지는 경우가 많다. 나의 경우에는 이 모든 것들이 한꺼번에

겹쳐지게 되면 허리와 어깨의 오래된 부상이 재발하곤 한다.

등근육 경련과 같은 증상은 여행 계획을 망칠 수 있으므로, 생체역학자이자 이 문제를 몇 번이나 겪었던 경험자로서의 조언을 나눠 본다. 여행 1~2주 전에 매일 짧게 운동(3~5분 정도)하고, 출발 전후로도 몇 가지 운동을 한다. 이 운동을 미리 준비해 둬야 하는 여행자 보험에 무료로 가입한 거라고 생각하자.

내 허리에 문제가 생길 때마다, 그 이유는 지난 몇 시간 동안(즉 앉아 있는 동안) 처했던 몸의 물리적 상황을 고려하지 않고 바로 몸을 구부리고 비틀어야 하는 활동(짐을 옮기거나, 아이를 데리러 가거나, 청소기를 돌릴 때)에 바로 뛰어들었기 때문이었다. **몸은 전환 구간**transition zone**이 필요하다. 즉 한 가지 자세나 패턴을 반복하는 동안 잊혀진 다른 자세들을 떠올릴 시간이 필요하다.**

요근은 잘 쓰면 세상을 조금 더 밝게 만들 수 있는 근육이다. 그렇지 않을 경우에는 다른 많은 부위에 영향을 미친다.

대요근은 척추의 양쪽에 하나씩 총 두 개가 있는데, 흔히 엉덩 관절 굴곡근이라고 알려져 있다. 실제로 대요근은 다리뼈를 상반신에 가깝게 당길 수 있지만, 다리의 다른 근육과 달리 근육이 척추에 붙어 있다. 자세하게 말하면 척추와 척추 사이 디스크에 모두 붙어 있다.

요근이 부착된 위치 때문에 앉을 때 이 근육은 상당히 짧아져야 한다. 장시간 앉아 있거나 자주 앉으면 의자에서 일어날 때 근육이 쉽게 (말하자면 완전히) 늘어나지 않게 된다. 다리를 척추 쪽으로 당길 수 있는 것처럼, 일어서서 다리를 곧게 펴면 허리의 척추를 다리 쪽으로 당길 수도 있다. 따라서 여행으로 인해 요근이 뻣뻣해지면 허리에 통증이 쉽게 생긴다.

내가 여행할 때(또는 자주, 일어나는 방법과 이유에 대해서 책을 쓰느라 컴퓨터 앞에 오래 앉아 있어야 할 때)마다 꼭 하는 필수동작은 편안하고 낮은 런지이다.

낮은 런지

1 접은 수건, 담요 또는 쿠션을 깔고 무릎을 꿇은 자세에서 시작한다. 왼쪽 다리를 앞으로 내밀어 정강이뼈가 수직이 되도록 한다. 앞쪽과 뒤쪽 무릎이 모두 90도 정도로 굽혀진 상태가 될 것이다.

2 오래 앉아서 짧아진 근육을 목표로 하는 런지는 꼬리뼈를 안으로 말아넣은 상태로 해야 한다. 이렇게 하면 근육의 부착 지점을 서로 멀리 떨어뜨려 스트레칭하는 데 도움이 된다. 골반이 비틀어지지 않도록 주의하자.

3 런지할 때 갈비뼈 아랫부분이 들리지 않도록 하자. 요근은 흉곽 바로 아래쪽의 척추(흉추 12번 또는 T-12)에 부착되어 있다. 요근이 뻣뻣한 상태에서 런지를 하게 되면 요근이 척추를 앞으로 당길 수도 있다. 거울을 보면서 몸통이 앞으로 기울어지거나 갈비뼈가 들리지 않는지 확인하자. 서 있는 자세에서 배운 대로 골반 위에 갈비뼈를 잘 쌓을 수 있도록 하자.

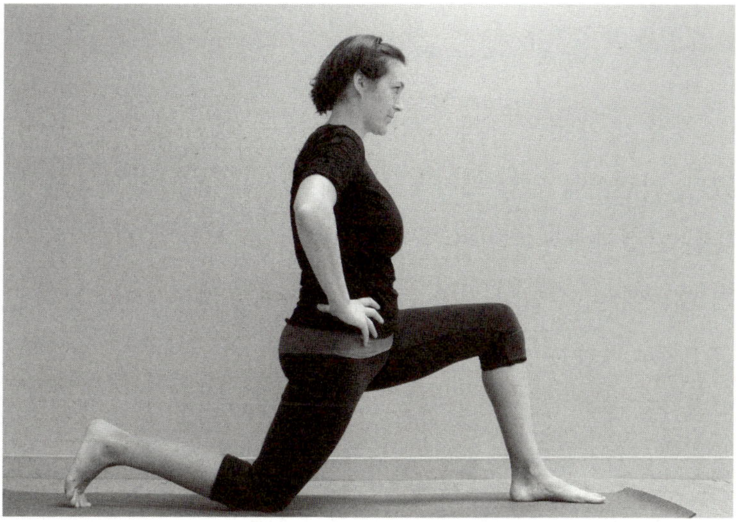

4 1분 동안 골반과 흉곽의 위치를 계속 확인하면서 머물다가, 오른쪽 다리를 앞으로 가져와 반대쪽도 같은 방식으로 한다. 이 동작을 3~4회 반복하면서 앉아서 생긴 스트레스를 털어 버리자.

몸에 필요한 동작을 배우고 어떻게 하는지 알게 되면 그 지식을 평생 자신의 것으로 간직할 수 있다는 장점이 있다. 또 무게가 전혀 나가지 않아서 어디든지 가지고 다닐 수 있다!

내반과 외반 Varus and Valgus

가장 좋아했던 대학 수업 중 하나는 의료 라틴어 수업이었다. 라틴어를 말할 때마다 신들과 여신들, 토가와 돌마데, 따뜻한 지중해에서 수영한 후에 모페드를 타는 모습 등이 떠올랐기 때문에 이 수업이 정말 좋았다. 그런데 다시 생각해 보니 모든 것들이 그리스와 관련되어 있었다.

사실, 내가 좋아하는 것은 그리스의 모든 것이다. 그리스의 작은 섬/올리브 나무 농장/체형교정 센터. 그곳으로 이사 갈 날을 고대한다. 여러분 모두를 초대하고 싶다.

해부학과 생리학을 공부하는 대부분의 사람들은 대학 생활 중 어느 시점에 의료 라틴어와 같은 수업을 듣는다. 뼈와 그 사이의 능선과 틈새(모두 고유한 이름을 가지고 있다), 근육과 조직, 그리고 그 기능들과 같은 수백 가지의 것들을 배워야 하기 때문이다. 해부학 용어의 대부분은 라틴어와 그리스어에서 유래했기 때문에 라틴어를 조금이라도 배우면 이름이 이해가 되면서 단순히 모든 것들을 외우지 않아도 된다.

라틴어에 대한 말이 나왔으니, 내반varus과 외반valgus은 다리 모양을 나타내는 해부학 용어로 각각 안짱다리와 오다리로 더 널리 알려져 있다.

하지만 언어라는 건 참 재미있다. 많은 단어들은 시간이 지남에 따라 모호해지기도 하고, 어떤 단어들은 과거와는 반대의 의미로 사용되기도 한다. 이런 예가 외반과 내반이다.

외반은 라틴어로 '바깥쪽으로 비틀린'이란 의미가 있다. 내반은 '안쪽으로 구부러지거나 자란' 것을 의미한다. 원래 의학 용어인 외반슬과 내반슬은 간단히 무릎 관절의 위치를 가리키는 것이었다. 중앙선으로부터 멀어진 무릎 관절은 외반슬이며, 안쪽으로 모인 무릎 관절은 내반슬이었다.

다시 말해, '바깥쪽'과 '안쪽'의 정의는 무릎 관절이 중앙선을 향해 있는 것varus 인지 중앙선에서 떨어져 있는 것valgus 인지를 나타냈다.

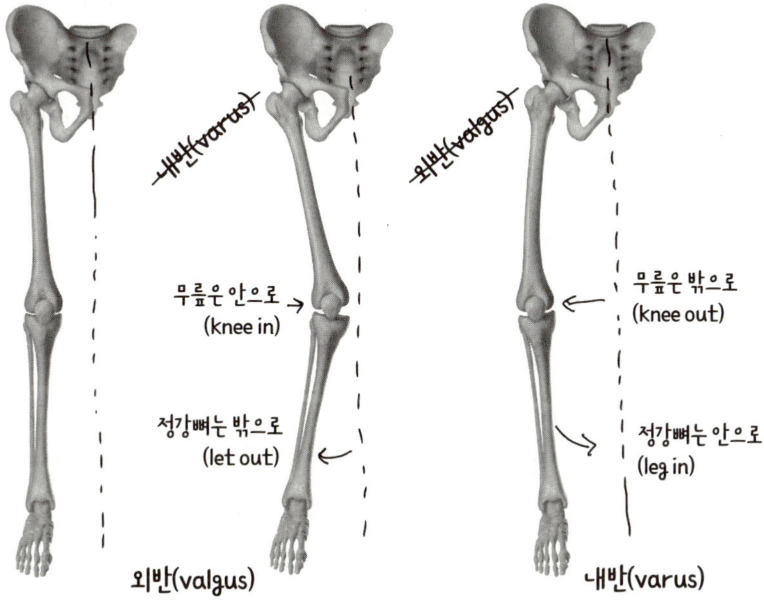

현대의 정형외과 문헌에서 외반과 내반을 번역할 때, '바깥쪽'과 '안쪽' 표시가 어느 부분을 나타내는지에 대한 혼란이 있었다. 무릎 관절이 몸의 중앙선을 기준으로 어디에 위치하는지를 보는 대신, 이 단어는 정강뼈의 방향을 나타내는 데 사용되었다.

안짱다리knock-kneed legs의 경우, 정강뼈가 중앙선에서 멀어지므로 이제 이 모양은 외반, 즉 '바깥쪽으로 틀어진'것으로 된다. 반면, 오다리는 정강뼈가 중앙선으로 가까워지므로 내반으로 불리게 됐고, '중앙선 쪽으로 뒤틀린' 의미를 가진다.

단어를 정강뼈의 부분을 설명하도록 바꾸면서, 정의가 사실상 효과적으로 뒤바뀌었다. 아니, 사실상 전혀 효과적이지 않을지도 모른다.

뉴잉글랜드 의학저널에 〈내반슬과 외반슬, 왜 그렇게 혼동이 잦은지가 당연하다〉는 기사가 실렸다. 기존에는 정형외과 강의에서 의대생들이 이 용어에 혼란스러워하는 이유를 라틴어를 충분히 몰랐기 때문이라고 치부했는데, 사실 라틴어가 문제가 아니라는 것을 발견한 내용이 소개되어 있다. 이 문제는 교과서에 외반슬과 내반슬이 무릎 관절을 나타내는지, 정강뼈를 가리키는지에 대한 합의가 부족하기 때문에 생긴 것이다.

모두가 헷갈려하기 때문에 내반과 외반이라는 용어를 없애자는 목소리가 있었다(심지어 나도 이 글을 쓸 때 여러 번 헷갈려서 라틴어와 정형외과 글을 계속 참조해야 했고, 책의 편집자 중 한 명은 내가 틀렸다는 것을 증명하려고 15분 동안 계속 이야기하다가 결국 내가 틀리지 않았다는 것을 깨달았다). 오다리와 엑스다리는 전문용어처럼 보이지는 않더라도 모든 사람들이 똑같이 이해하고 정확하게 이야기할 수 있도록 명확하다.

이게 좋은 일인지는 모르겠지만, 때로는 충분히 기다리면 언어가 여러분의 자세를 바꿔 줄 수 있는 것 같기도 하다.

7

발목과 발

your Ankles & Feet

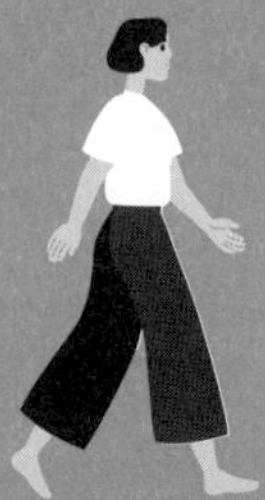

“

발목의 움직임은 심장 근육 움직임의 연장선이라고 생각할 수 있다. 심장 근육만으로는 혈액을 발끝까지 운반하기 어렵다. 종아리-심장이 뛰지 않으면 혈액 순환에 걸리는 저항이 커진다. 종아리 펌프를 사용하지 않는 동안은 그 일을 해내기엔 충분하지 못한 심장 근육만이 그 부담을 짊어져야 할 시간이다. 심장이 종아리 심장을 가지고 있는 데에는 이유가 있다.

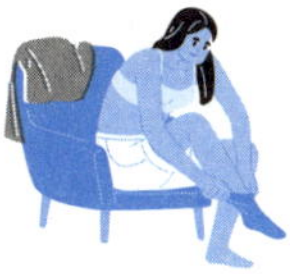

발에 영양을 공급하자: 맨발의 이점

지난 10~20년 동안 주목받았던 많은 영양과 관련한 아이디어들은 '옛날로 돌아가는' 접근 방식에 초점을 맞췄다. 증조부님의 시대에 그랬듯 가공식품을 덜 먹고, 채집하던 시절에 하던 '팔레오paleo 다이어트'를 하는 것이 그 예이다. 하지만 오래된 접근 방식의 지혜를 식사에만 국한하지 않아도 된다. 입에서 가장 먼 발에도 이런 일반적인 개념을 적용할 수 있다.

몇 가지 간단한 사실: 우리 몸 전체 뼈와 근육을 세어보면 25% 이상이 발목 아래에 있다. 각각의 발에는 33개의 관절이 있다. 발이 정교하게 설계된 것은 손만큼 민첩하게 움직일 수 있다는 잠재력을 나타낸다. 정말이다! 하지만 누군가 손을 테이프로 묶어 버린다면 문자를 보내고, 타자를 치고, 물건을 집는 방식에 어떤 영향을 미칠지 상상해 보자. 어쩌면 위에 나열한 일들을 여전히 할 수는 있겠지만 신체의 다른 부위를 사용해야 하고, 어깨에 무리가 가게 될 수도 있다. 팔다리가 부러져 깁스를 한 경험이 있다면 움직이지 않는 손이 어떻게 될지 상상하기 쉬울 것이다. 깁스를 한 부위는 근육량, 움직임 범위, 전반적인 운동 능력이 빠르게 감소한다.

안타깝게도 매일 딱딱한 신발을 신는 것은 발을 손모아장갑을 끼운 것 같은 상태로 만들었다. 신경, 뼈, 근막, 인대, 근육뿐 아니라 발의 피부에까지 영향을 미쳤다. 어떤 의미에서 우리가 평생 신어 온 신발은 초가공 식품 식단과 같다. 일반적인 신발이 표준 미국식 식단이라고 할 수 있다. 자연스러운 맨발의 상태와 비교하면, 신발은 딱딱하고, 뒤꿈치를 발가락보다 높게 만들고, 발가락이 움직일 공간이 없게 만든다. 수세기 동안 우리는 움푹 들어가는 모래, 미끄러운 얼음, 얽힌 뿌리, 부드러운 솔잎 등 자연 표면 위를 걸었다. 이제 우리는 도시 정글을 걷는다. 딱딱하고 잔해로 가득 찬 물질들이 땅을 덮고 있고, 대부분 거의 완전히 평평하고 수평으로 만들어져 있다. 평평한 콘크리트 위를 신발을 신고 걸은 발은 형편없는 식단을 제공받은 것과 같아서 건강해지는 데 필요한 영양분이 부족한 상태이다. 입에 넣는 음식이 몸 전체에 영향을 미치듯, 신발도 전신에 영향을 미친다. 우리는 더 자주, 더 많이 맨발로 자연 표면을 걸을 기회를 가져야

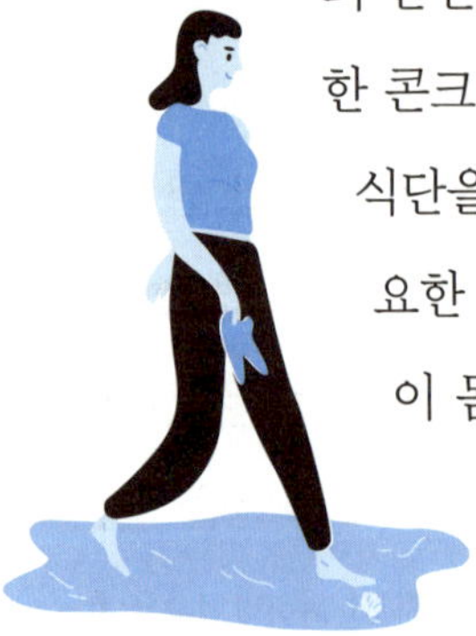

한다. 맨발로 걸을 때 얻을 수 있는 몇 가지 이점이 있다.

- **발을 더 많이 움직인다.** 신발이 만들어 낸 벽과 바닥을 제거하면 발가락은 자유롭게 움직이고, 뒤꿈치는 땅바닥에 온전히 내려놓을 수 있게 된다. 그리고, 발목과 발볼만 구부리는 게 아니라 그 사이의 모든 관절들을 사용할 수 있게 된다. 걷는 표면의 복잡성(감촉, 경사도)을 높이면 한 걸음 걸을 때마다 발에 수많은 움직임이 생긴다.
- **피부의 발달이 좋아진다.** 맨발은 '움직이는 부분'만 더 많이 움직이게 하지 않는다. 땅과 접촉할 때 피부도 움직이게 한다! 피부가 땅에 닿아 끌리고 당기면 굳은살이 생긴다(피부가 두꺼울수록 찢어지기 어렵다. 몸은 무서울 정도로 지혜롭다). 피부가 두꺼울수록 발의 갑옷이 더 튼튼해져서 가시나 다른 뾰족한 물체에도 쉽게 다치지 않는다.
- **신발이 미치는 영향은 발에 그치지 않고 발목, 무릎, 엉덩 관절의 움직이는 범위까지 미친다.** 신발의 형태, 특히 뒤꿈치의 구조가 특정 보행 패턴을 만들어 내는데, 뒤꿈치가 땅에 닿지 않으면 발목이 적게 움직여서 무릎, 엉덩 관절, 허리까지 움직임이 달라질 수 있다. 맨발로 움직이는 건 정말로 '전신 운동'이다.
- **주변 환경과 더 많이 소통한다.** 항상 빠르게 걷고, 휴대폰만 보느라 스스로의 움직임에 관심을 기울이지 않는 데 익숙한 사람들은 맨발로 걸을 때 깨닫는 게 많을 것이다. 신발을 벗는 것만큼 순간에 집중하게 하거나 주변의 환경을 살피며 매번 발의 위치를 생각하게 하는 일도 없을 것이다.

이제 맨발로 걷고 싶은 마음이 생기는가? 잠시만. 좋은 소식과 더 느린 좋은 소식이 있다. 좋은 소식은 발에 대해 더 많이 알게 되면, 발의 기능을 회복하고 맨발의 이점을 누릴 수 있다는 것이다. 발이 살아 있는 조직들을 가지고 있는 한(실제로 그렇다), 이제까지 무엇을 했든(또는 하지 않았든) 상관없이 변화하고 성장하고 개선할 수 있다.

천천히 해나가야 한다는 것이 더 느린 좋은 소식이다. 팔에 깁스를 풀자마자 재주넘기를 하지 않듯이 신발의 보호에 적응해 온 발을 바로 바닥에 두드려 대는 것은 현명하지 않다. 천천히 해나가자. 천천히 바뀌어 나가는 데 도움이 되는 몇 가지 단계를 적어 놓았다.

1 **'집에서 신발 금지' 규칙을 만들어 본다.** 가끔 레고를 할 때를 빼고는 집은 맨발로 다니기 적합한 환경이다. 이 간단한 방법으로 맨발로 걷는 횟수를 늘릴 수 있다.

2 **교정 운동을 해본다.** 그동안 쓰지 않았던 발 근육을 위해서 따로 시간을 마련한다. 발가락을 서로 멀어지게 벌린다. 먼저 엄지발가락만 들어올리고, 발가락 하나씩 순서대로 들어본다. 종아리와 발등을 스트레칭하고 '캣슈트 스트레칭catsuit stretch'을 하면서 다리 뒤쪽의 긴장이 허리와 목에 어떻게 영향을 미치는지 느껴본다(220쪽 참조).

3 **여러 질감을 느껴본다.** 발을 완전히 쓰려면 울퉁불퉁한 곳들을 디뎌야 한다. 테니스공처럼 부드러운 것부터 시작해서 발의 모든 부분으로 밟아 본다. 익숙해지면 자갈, 돌, 솔방울, 나뭇잎으로 된 다양한

질감의 상자를 만든다. 아마도 거부감이 들 수도 있지만, 그건 단순히 경험 부족 때문일 수 있다. 별로 좋지 않은 느낌이 들 수도 있지만, 점차 변화될 수 있다는 것을 인식하며 느껴 보는 것에 익숙해지면 좋겠다.

4 **밖으로 나간다.** 뒷마당이나 가까운 공원의 흙을 천천히 밟으며 야외에서 교정 운동을 시작해 본다. 걸을 때 주변의 이물질을 항상 확인한다. 그렇게 걷게 된다면 주변 환경을 더 잘 알아차리고 대응하게 될 것이다.

5 **신발을 들고 걷는다.** 산책 중 일부 구간에서(가급적 자연 지형에서) 조심스럽게 움직이며 최대한 움직이기 위해 오르막길과 내리막길을 모두 걸어본다. 시간이 갈수록 신발을 좀 더 일찍 벗게 될 것이고, 나중에는 전혀 필요 없게 될 것이다.

맨발로 걷게 되기까지의 신중한 과정을 거치는 것은 기초를 다지고, 강화하고, 잘 움직이게 되고, 인지력을 향상하는 데 도움을 준다. 그렇다고 신발을 모두 태워 버릴 필요는 없다. 여전히 어떤 형태의 신발은 필요하다. 하지만 완전히 맨발인 상태이기 어려운 경우(대부분 그렇지만), 신발을 신더라도 맨발과 유사한 느낌을 유지하기 위해 신발장을 미니멀 슈즈로 바꾸는 것을 강력히 권한다. 발가락이 펼쳐지는 공간을 더 많이 갖고 다리 관절의 움직임 범위를 더 확장시킬 수 있는 신발을 신어야 한다.

어떤 신발을 신든, 건강한 기쁨으로 선택하고 즐겁게 걷자.

발 자세를 다시 살펴보는 운동

종아리 스트레칭 왼쪽 발볼을 하프 폼롤러 또는 접은 수건 위에 올려두고 뒤꿈치를 완전히 바닥에 댄 다음 무릎을 편다(221쪽 참조). 몸통을 앞으로 숙이지 않고 오른발을 최대한 멀리 앞으로 내딛는다. 체중은 쭉 편 뒷다리 뒤꿈치에 수직으로 둔다. 1분간 자세를 유지한 후 다리를 바꾼다. 각 3회씩 이 동작을 반복한다.

발등 스트레칭 균형 잡는 데 도움이 필요한 경우 무언가를 잡고, 오른발로 서서 왼발을 뒤로 뻗어 왼발 발가락을 펴고 발등을 바닥에 놓는다. 최대 1분간 유지한 후(쥐가 나면 잠시 멈추고, 가능할 때 다시 시작한다) 번갈아 양쪽 다리를 각 세 번씩 반복한다.

캣슈트 스트레칭 바닥에 앉아서 다리를 쭉 펴고 발바닥을 앞쪽 벽에 밀착시킨다. (햄스트링이 뻣뻣한 경우 엉덩이 밑에 베개를 한두 개 받쳐서 앉는다.) 몸을 앞으로 구부려 골반, 갈비뼈, 가슴을 다리 쪽으로 가져간다. 머리가 매달려 있는 것처럼 목에 힘을 완전히 뺀다(아래 하단 그림 참조).

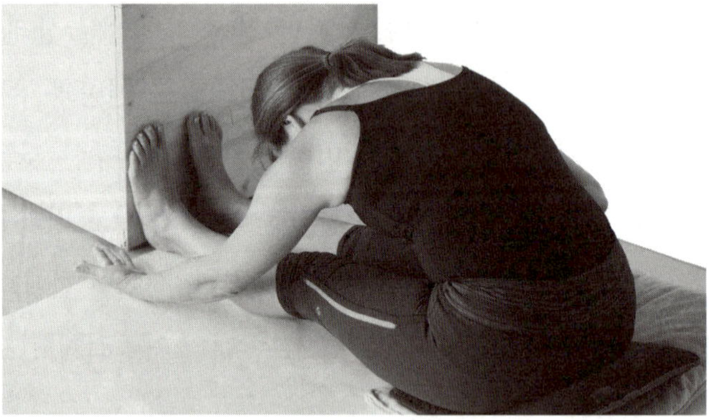

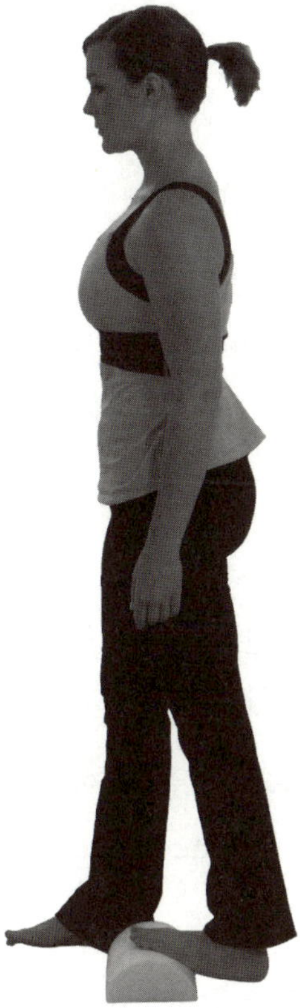

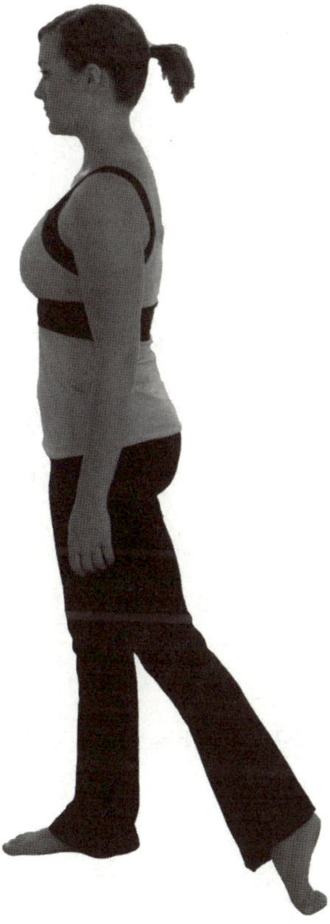

신발끈을 위로(또는 아래로) 묶으면 더 잘 움직일 수 있다

롤러스케이트를 타는 친구에게 배운 꿀팁이라며, 높이 올라오는 등산화 끈을 정강이 높이가 아니라 발목에 묶는 것이 어떤지에 대해 질문받은 적이 있다. 이 질문이 마음에 들었던 건, 신발 자체에 움직이고 조절할 수 있는 다양한 부분들이 있어서 신발이 작동하는 방식을 바꿀 수 있다는 점을 알아차리고 질문했기 때문이다.

다양한 방법으로 신발끈을 묶는 것은 신발에서 원하는 것을 최대화하고 원치 않는 것을 최소화할 수 있는 좋은 방법이다. 신발끈은 신발에, 그리고 신는 사람의 몸과 걸음걸이에 영향을 미치기 때문에 누구나 자신의 몸에 가장 잘 맞는 방법으로 신발끈을 묶을 수 있다.

신발끈을 묶을 때 고려할 몇 가지 사항을 알아보자.

신발끈의 장력을 조절(더 조이거나 느슨하게)하면 발의 여러 부분에 지지력을 추가하거나 뺄 수 있다. 아치가 높은 사람, 발볼이 좁은 사람을 위한 신발끈 묶는 '방법'에 대해서는 검색해서 찾아보자.

신발끈은 발목의 움직임을 방해할 수도 있고, 도울 수도 있다.

나는 높이 올라오는 신발이나 부츠를 별로 좋아하지 않는데,

걸을 때마다 발목을 최대한 앞뒤로 구부리는 걸 좋아하기 때문이다. 하지만 내가 좋아하는 날씨와 지형에서는 부츠 모양의 신발에서만 찾을 수 있는 보온성, 건조함 유지, 미끄럼 방지 등이 요구되는 경우가 많다. 높이 올라오는 신발을 신고 겨울을 나면, 겨울이 끝날 때쯤 발, 발목, 다리가 약해진 것이 느껴진다. 이 둘 사이에서 타협을 보아야 한다.

오른쪽과 왼쪽 부츠의 끈을 한쪽은 위에, 다른 쪽은 조금 아래에 묶는 등 다르게 묶은 채로 짧은 거리를 여러 번 산책해 봤다. 신발끈을 낮게 묶은 쪽은 발목 관절이 더 잘 움직여서 뒤꿈치가 바닥에서 뜨기 전 발이 바닥에 더 오래 닿아 있었다. 뒤꿈치가 바닥에 오래 닿아 있으면 발이 지면에 더 오래 닿아서 밀어낸다는 뜻이다. 발이 바닥을 더 오래 디디고 미는 것은 엉덩이 근육을 더 많이 쓴다는 뜻이고, 아마도 높은 부츠를 신고 다니면 어느 정도 시간이 지난 후에야 엉덩이가 아프게 되는 이유일 것이다.

물론 이렇게 신발끈을 묶는 팁은 스케이트 선수가 알려 줬다! 매 걸음마다 발목을 더 깊게 굴곡하면(배측 굴곡) 속도가 빨라질 수 있다. 이 현상을 클랩 스케이트(뒤꿈치와 날이 분리되어 바닥과의 마찰을 최소한으로 줄이는 스케이트)와 스피드 아이스 스케이트의 예를 들어서 《MOVE YOUR DNA》 책에서 설명했다. 발을 밀어내는 동작이 중요한데, 이렇게 하려면 발(또는 스케이트 바닥)이 가능한 오랫동안 바닥에 닿아 있어야 한다. 발목의 배측 굴곡을 줄이는 모든 요소(뻣뻣한 종아리! 발목을 못 움직이게 하는 신발)는 밀어내는 시간을 줄인다.

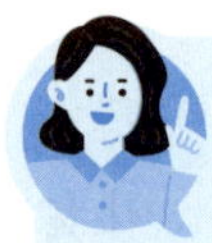

특히 아이들이 걷고 뛰는 법을 배울 때 발목을 자유롭게 움직여야 한다. 신체의 움직임과 감각이 발달하는 시기에 신발이 미치는 영향이 크고, 신발끈을 묶는 방식도 중요하게 작용한다.

미니멀 슈즈는 어떻게 움직이나?

'미니멀 슈즈'는 다양한 특징을 갖고 있는데 그중 하나는 유연한 밑창이다. 밑창이 유연한지는 어떻게 확인할 수 있을까? 두 가지 간단한 테스트를 해보면 된다.

먼저, 신발의 앞부분과 뒤꿈치 부분을 잡고 반대로 비틀어 보자. 얼마나 쉽게 구부러지는가?

두 번째는 신발을 반으로 접어서 앞부분이 뒤꿈치 부분에 닿는지를 보자. 고리 모양으로 쉽게 구부러지는가?

왜 이렇게 신발 밑창이 유연한지 신경써야 할까? 간단히 말하면, 발에는 많은 뼈와 관절이 있다. 그중 대부분은 딱딱한 신발 밑창 때문에 움직일 기회가 거의 없다.

유연한 신발은 보통 매우 얇지만 항상 그런 건 아니다. 미니멀 슈즈에 대해서 자주 듣는 질문은 이것이다. "콘크리트처럼

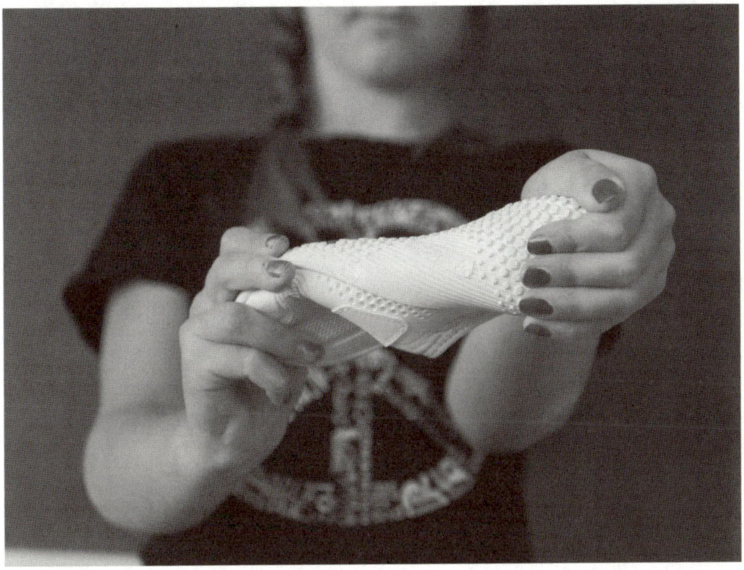

딱딱한 바닥에서 하루 종일 서 있거나 일하는 경우 어떻게 하죠? 잘 구부러지면서도 쿠션감이 있는 밑창을 찾을 수 있나요?"

이 경우에는 유연하면서도 쿠션이 있는 신발을 찾아야 한다. 이 조건을 모두 만족하는 신발의 예로는 크록스 유형의 신발이 있다(이런 신발이 예쁠 거라고 말한 적은 없다). 이 신발은 발과 함께 쉽게 구부러지지만 단단한 바닥으로부터 발을 보호하기도 하기에 상당수의 병원 직원들이 이 신발을 신는다(혈액과 기타 체액 때문에 더러워질 경우 잘 씻기기 때문이기도 하다).

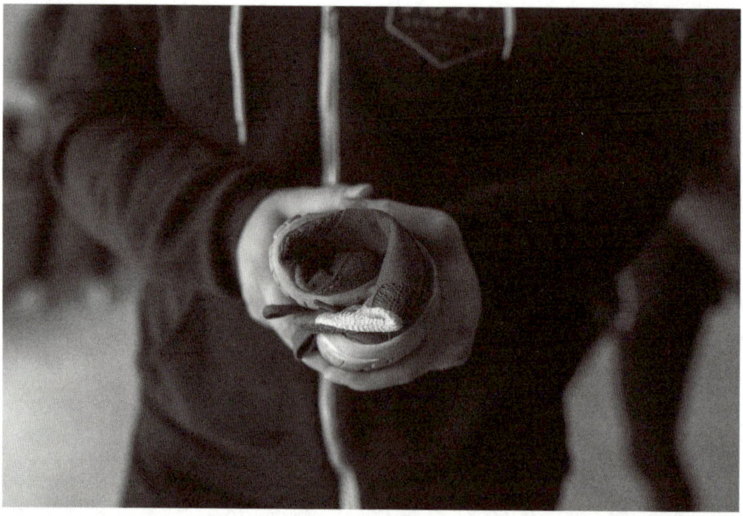

걷기 101

처음으로 베어풋 슈즈가 대중의 주목을 받기 시작했을 때, 기자들이 미니멀 슈즈를 신고 발을 바닥에 착지하는 최선의 방법을 알려 달라고 물었다. 나는 걷기나 달리기 중 어떤 상황에 대한 질문인지 명확하게 해달라고 했다. 기자들은 기사 지면에 그 차이를 설명할 충분한 공간이 없다고 했다. 베어풋 슈즈를 올바르게 사용하는 방법을 다섯 문장으로 그냥 간단히 알려 주면 안 되냐고 질문했다.

나를 오랫동안 봐 온 사람들은 내가 다섯 문장으로는 어떤 것도 명확하게 설명할 수 없다는 걸 알고 있을 것이다. 미니멀 슈즈에 대한 관심은 한풀 꺾였지만 한 가지 사실은 변함이 없다. 미니멀 슈즈가 훌륭한 도구이고, 신발을 신거나 벗고 걸을 때의 보행 방법이 아주 중요하다는 사실 말이다. 달리기와 걷기의 차이를 이해하는 것은 필수이니, 한번 같이 알아보도록 하자.

보행이란 무엇인가?

'보행gait'은 사람이 걷거나 뛰는 특정 방식을 나타내는 용어이다. 보행은 걸어서 지면을 이동할 때 생기는 팔과 다리의 반복적인 움직임 패턴이다. 모든 사람들이 자신만의 말투가 있는 것처럼, 걸을 때에도 특정한 보행 패턴을 가지고 있다. 보행 패턴은 어렸을 때 주변 사람들을 따라 하며 걷는 것을 배웠다거나, 평생에 걸친 움직임 습관, 신발, 걷다가 생긴 부상, 그리고 각자의 개성에 따른 걸음걸이에 영향을 받아 만들어졌다.

사람의 걸음걸이는 매우 독특하기 때문에, 걸음걸이를 '지문'처럼 인식하여 영상 감식을 할 때 신원을 쉽게 파악할 수 있도록 하는, '걸음걸이-인식 소프트웨어'가 등장할 정도이다. 이렇게 특정한 걸음걸이 때문에 '도망칠 수는 있어도 숨을 수는 없다'라는 말이 사실이 됐다.

걷는 것과 달리는 것은 서로 다른 동작이기 때문에 걷는 걸음걸이와 달리는 걸음걸이는 서로 구분된다(달리기는 단순히 걷기의 빠른 버전이 아니다). 생체역학자들과 물리치료사들이 보행 패턴에 관심을 갖는 이유는 움직이는 방식(단순히 움직이는지 여부가 아니라)이 신체의 여러 부위에 가해지는 부하를 만들기 때문이다. 우리 몸의 조직은 이 부하에 영향을 받는데 때로는 좋은 영향을, 때로는 나쁜 영향을 받을 수도 있다. 따라서 비정상적인 보행 패턴 — 보행 주기에 불필요한 움직임을 더하거나 빼는 경우 — 으로 인해 부상을 유발하거나, 균형을 잘 못 잡게 되거나, 원치 않는 상황을 만들지 않도록 주의해야 한다.

걷기와 달리기는 몇 가지 차이점이 있지만, 가장 큰 차이점은 걸을 때에는 적어도 한 발이 항상 땅에 닿아 있지만 달릴 때에는 발이 땅에 닿지 않는 비행 단계가 있다는 것이다.

이 비행 단계는 달릴 때 몸에 더 많은 부하가 가해진다는 또 다른 차이를 만든다.

부하에 대한 간단한 설명

서 있을 때는 체중만 감당하면 된다. 몸무게가 80kg인 경우, 서 있을 때 몸은 80kg의 힘을 감당해야 한다.

보통 걷는 동안 체중이 앞으로 이동한다. 무게 중심이 위아래로 조금씩 움직이기 때문에 서 있을 때보다 더 부하가 커진다. 걸을 때 발생하는 부하는 체중의 1.5~1.75배이다. 몸무게가 80kg일 때, 걷는 동안 120~140kg의 부하를 감당해야 한다는 이야기이다.

달릴 때는 체중의 2~3배에 달하는 부하가 생긴다. 몸이 단순

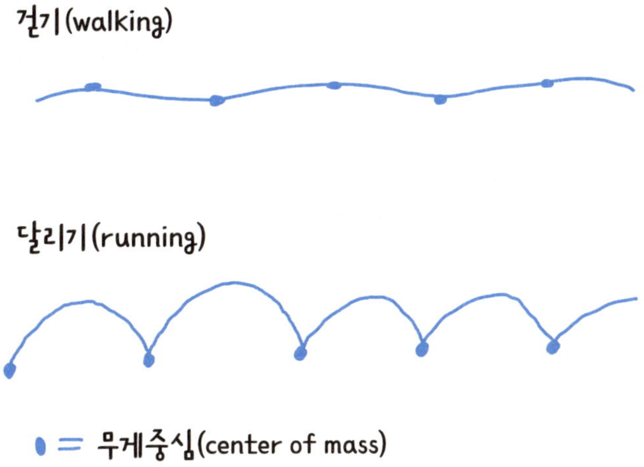

히 앞으로 이동하는 게 아니라, 몸(아래 그림에 점으로 표시한 무게 중심)이 공중으로 올라갔다가 땅으로 내려오는 동작을 반복하기 때문이다. 달리기는 작게 뛰어오르는 것을 반복하는 것과 같다. 80kg의 체중으로 달리면 160~240kg의 부하를 감당하게 된다(점프는 달리기보다 더 부하가 높아지지만, 일반적으로 몇 번만 한다. 달리기처럼 먼 거리를 이동하는 것은 아니다).

점프하고 나서 무릎을 편 상태로 착지해 본 적이 있는가? 몸 전체에 충격을 주기 때문에 꽤 불편한 느낌이 든다. 그래서 점프할 때 무릎을 구부리고 발 앞부분으로 착지하게 된다. 그리고 이 동작은 덜 역동적이지만 달리기와 걷기를 할 때에도 일어난다.

운동화에는 발뒤꿈치 아래 많은 쿠션이 있어서 착지할 때 충격을 줄여 준다고 알려져 있다. 그러나 대부분의 사람들은 (최근까지는) 뒤꿈치에 쿠션이 없고 맨발이나 얇은 밑창을 가진 신발을 신고 달렸기 때문에 특정한 보행 패턴이 이 '쿠션'역할을 했다. 바닥에 닿을 때 큰 충격이 가해지지 않도록 발 앞쪽으로 착지하고, 종아리 근육을 써서 발뒤꿈치가 천천히 바닥에 닿도록 하는 것이 바로 그것이다.

맨발로 걸을 때는 부하가 훨씬 적기 때문에 앞발로 착지할 필요가 없어진다. 항상 다리 하나 혹은 두 개가 지면에 땅을 딛고 있기 때문에, 다리 바깥쪽 근육(바깥쪽 엉덩이 근육)이 부하를 효율적으로 지탱해서 무게 중심이 쉽게 앞으로 움직이도록 돕는다. 하지만 맨발로 걸을 때에는 발밑에 무엇이 있을지 모르기 때문에, 날카롭거나 균형을 잃을 만한 것이 있을 경우를 대비해서 최대한 가볍게 걷기 위해, 발 앞쪽을 디디는 경향이 있다.

효율적으로 걷거나 달리는 방법이 있다고 해서 모두가 그렇게 하는 것은 아니다. 앞서 말했듯 여러 요인이 걷거나 달리는 방식에 영향을 미친다. 이렇게 움직이는 방법은 습관일 뿐이고, 다른 습관이 그렇듯 언제든 바뀔 수 있다는 게 멋진 점이다. 우리는 걷는 방식을 바꿔서 한 발자국씩 걸을 때마다 몸이 부하를 견디고 걷는 방식과 조정하는 법을 배울 수 있다.

걷기 102

나는 사람들이 움직일 때 관절이 어떻게 움직이는지 볼 수 있는 능력이 있는데, 옷을 입고 있어도 그게 보인다. 왜 그런지, 어떻게 그렇게 할 수 있는지는 모르겠지만 움직임 패턴을 인식하는 것은 나에게 자연스러운 일이다. 오페라를 작곡하거나 벽화를 그리는 능력도 이렇게 자연스러우면 좋으련만 그런 능력은 나한테 없다. 내가 가진 능력은 이렇게 쓰인다.

케이티 (영화 슈퍼맨을 보면서) 클락 켄트 아역을 맡은 배우가 다리를 절뚝거리고 있어.

남편 쉿.

케이티 엉덩 관절에 문제가 있는 것 같아.

남편 쉿. (휴대폰 검색을 한다)

케이티 나 슈퍼맨 좋아해.

남편 누군들 안 좋아하겠어?

케이티 쉿.

남편 IMDb(미국의 영화 정보 모음 사이트)에 올라온 정보에 의하면 아역 배우가 촬영 중에 햄스트링이 찢어졌대. 그래서 절뚝거리나 봐.

아하! 케이티 1승, 슈퍼맨 0.

많은 동물들의 기본적인 움직임과 마찬가지로, 사람이 걷고 달릴 때 움직이는 방식은 많은 지렛대 시스템의 복잡한 조율을 통해 효율적으로 진화했다. 보행의 비효율성은 걷거나 달릴 때 효율을 떨어뜨리는 모든 동작을 말한다(몸에 무리를 주는 동작). 더 자세히 설명하기 전, '정상적인' 걸음걸이를 이해할 때에는 상황이 중요하다. 우리는 주로 앉아서 생활하고(운전하는 비율과 걷는 비율을 비교해 보자), 신발을 신는 문화, 특히 굽이 높은 신발을 신는 문화에서 나고 자랐다. 대부분의 보행 연구는 러닝머신에서 움직이는 젊은 운동선수들을 대상으로 해왔다.

하지만 현실에서 걷는 것(또는 달리기)은 더 넓은 범주의 움직임이다. 실험실의 러닝머신에서 걷는 것과 고르지 않은 지형에서 걷는 것은 다르다. 밤에 낯선 지역을 맨발로 걷는 경우와 익숙한 지역을 밝은 대낮에 걷는 경우에는 보행 패턴이 본능적으로 달라진다. 오르막길과 내리막길을 걸을 때, 물이나 아이를 들고 걸을 때, 빙판길을 걸을 때의 방식이 각각 다르다. 이렇게 다양한 시나리오들은 실험실에서 관찰한 것과는 다른 보행을 보여 주지만 그렇다고 이것이 비효율적이라는 것은 아니다. 또한 중요한 점은 보행은 상황에 따라 다르지만 여전히 우리는 다양한 상황에서 어떻게 움직일지 최적화할 수 있다는 것이다.

그렇지만, 우리가 매일 걷는 평평하고 익숙한 지형에서 기본이 되는 보행을 개선하는 것이 가장 쉬운 접근법이다. 동네길, 식료품점, 공항, 학교 복도 등 평상시 걷던 곳에서 내 걸음걸이를 관찰하는 것에서 시작하는 게 좋다.

꼿꼿하게 직립을 유지하지 못하고 걸을 때마다 좌우로 기울어지는 상체, 걸을 때마다 많이 구부러지는 무릎(달릴 때의 무릎처럼 움직인다), 걸을 때마다 회전하는 골반, 다리와 함께 앞뒤로 기울어지는 골반(엉덩 관절 운동이 부족하다는 것을 알려 준다), 흔들리는 머리처럼 뛸 때 볼 수 있는 움직임들이 걸을 때 생기고 있는지를 관찰해 보자. 이러한 작은 움직임은 자신의 몸에서보다 다른 사람들을 관찰할 때 더 잘 보인다. 내가 걷는 모습을 보기는 어렵다! 걷는 연습을 시작할 때부터 다른 사람에게 앞, 뒤, 옆에서 짧은 동영상을 촬영해 달라고 부탁해서 스스로를 객관적으로 관찰하도록 하자.

비효율적인 걸음걸이는 어떤 면에서는 우리에게 도움이 된다. 현재 몸 상태를 고려해서 움직이도록 하기 때문이다. 예를 들어, 좌우로 상체가 기울어지면 다리에 가해지는 체중부하는 줄어든다. 몸통이 흔들리는 사람은 무릎이나 고관절에 통증이 있거나 다리 힘이 약할 것이다. 현재 상태에서 몸이 더 쉽고 효율적으로 움직이게 돕느라 보행 자체는 비효율적인 경우가 대부분이다.

그래서 뭐가 문제라는 걸까? 장기적인 관점을 고려할 필요가 있다. 순간적으로 작동하는 보상패턴은 미래에 부상을 초래하거나 구조적 손상으로 진행될 수도 있다. 장기적으로는 효율적이지 않고, 심각한 통증과 움직임 부족으로 이어질 수 있다. 우리가 할 수 있는 것과 할 수 있게 된 것을 축하하는 동시에, 우리가 개선할 수 있다는 것을 인정해야 한다고 생각한다. 자신의 움직임 패턴을 개선하기 위해서 배우고 바뀌는 데 자원을 투자하는 것은 가치 있는 일이다.

심장에 활력을 불어넣자

온라인에서 레시피를 찾고 싶을 때 길고 복잡한 글 맨 끝에 파묻혀 있는 레시피를 찾는 데 지치곤 했기에, 나는 운동법부터 알려 주는 것으로 시작하고자 한다.

종아리 엘리베이터

종아리 엘리베이터는 종아리 들어올리기calf raise와 비슷하지만, 주요 차이점은 발목이 흔들리지 않도록 노력하는 것이다(발목은 몸을 좌우로 움직이거나 회전시키지 않으면서 엘리베이터처럼 위아래를 수직으로 움직일 수 있어야 한다).

1. 발을 앞으로 향하도록 하고, 발목을 골반 너비만큼 벌리고 선다.
2. 발목 관절의 중심에 맞추어, 직선으로 위아래로 움직이며, 발뒤꿈치를 천천히 들었다가 내려놓는다(발목이 바깥쪽이나 안쪽으로 기울거나 비틀어지지 않도록 주의한다).

3 올라갈 때 골반을 과하게 앞으로 내밀지 말고, 움직이는 내내 발가락을 들어올릴 수도 있는 상태를 유지한다(체중을 발가락이 아닌 발 앞쪽에 싣는다).

4 한 단계 더 어려운 동작을 원한다면, 발끝을 접은 수건이나 책 위에 올려둔 상태에서 동작을 해본다. 이렇게 하면 종아리 근육이 더 넓은 범위에서 움직이게 된다!

몸을 조금 움직여 봤으니 이제 조금 놀랄 준비가 됐나? 이렇게 생각해 보자. 발목을 움직이는 것은 심장을 건강하게 하는 방법 중 하나이다.

심장 근육은 온몸에 혈액을 공급하고 순환시키기 위해서 쉬지 않고 움직인다. 산소가 풍부한 혈액은 심혈관계의 동맥을 통해 심장으로부터 박출되고, 산소가 제거된 혈액은 심혈관계의 정맥을 통해 심장으로 되돌아온다.

심장에서 멀어지는 혈액은 큰 압력을 받아서 쉽게 흘러가지만, 심장으로 되돌아오는 혈액은 압력이 낮을 뿐 아니라 중력을 거슬러야 하는 경우도 있다. 즉 심장으로 돌아오는 혈액이 잘못된 방향으로 흐를 수도 있다는 의미이다.

다행히 대부분의 정맥, 특히 팔과 다리의 정맥에는 판막이 있는데, 혈액이 역류할 때 닫혀서 올바른 방향으로 흐르도록 돕는다. 정맥혈은 팔다리의 정맥을 통해 '오르막길'로 이동하는 연어에, 판막은 혈액이 거슬러 올라가는 데 사용하는 '연어의 사다리'라고 생각하면 된다.

판막은 굉장히 중요하지만 수동적으로 움직인다. 혈액이 앞으로 이동하게 돕는 게 아니라 역행하는 걸 막을 뿐이다. 하지만 정맥의 역류를 도울 적극적인 방법이 있는데, 이미 여러분도 잘 활용하고 있을지 모르겠지만 아주 강력한 현상이다. 그건 바로 종아리 근육 펌프이다.

정맥은 보통 근육 안에 둘러싸여 있다. 종아리 근육이 수축하면(길어졌다 짧아졌다가를 반복적으로) 정맥을 둘러싼 근육이 긴장과 이완을 통해 다리의 피를 위로 밀어올리는 펌프작용을 한다. 다시 말하면 종아리는 필요할 때 사용할 수 있는, 몸의 바닥에 저장된, 작은 여분의 심장이라고 할 수 있다. 바로 종아리-심장이다!!! 종아리는 온종일 혈액을 몸에 돌게 하는 중요한 역할을 맡고 있다. 다시 말하지만, 송아지calf가 아니라 다리에 있는 종아리 근육에 대해서 이야기하고 있다.

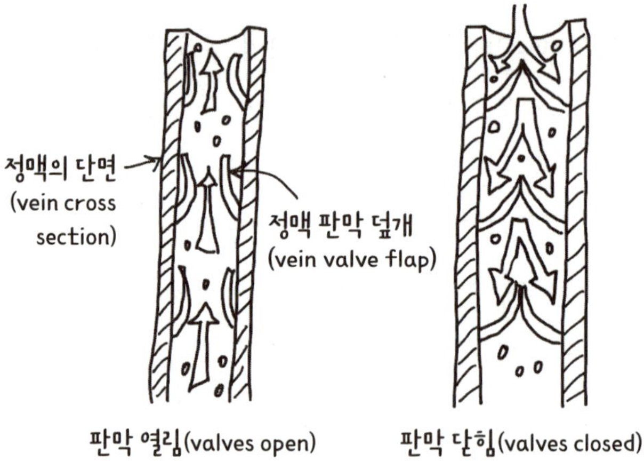

심장의 분당 박동수는 60초 동안 맥박을 세어 알 수 있지만, 종아리-심장calf-hearts이 얼마나 자주 일하는지 어떻게 알 수 있을까? 종아리-심장의 박동은 하루에 걸은 걸음걸이 또는 발목을 접었다 폈다 한 횟수로 측정할 수도 있다. 하루에 몇 번이나 종아리-심장을 뛰게 하는가?

앉아서 생활하는 것이 심장에 좋지 않다는 것은 알지만, 그 이유를 항상 명확하게 알 수는 없다. 그도 그럴 것이 복잡한 문제이기 때문이다! 이 경우 발목 움직임은 심장 근육 활동의 연장선이라고 생각할 수 있다. 심장 근육의 힘은 가장 먼 발끝까지 도달하기 어렵다. 종아리-심장이 뛰지 않으면 혈액 순환에 저항이 커진다. 종아리 펌프를 사용하지 않는 동안에는 심장 근육이 혼자서 혈액 공급을 해야 하는데 처리할 능력이 부족하다. 바로 이런 이유로 종아리-심장이 생긴 것이다.

물구나무선 다리 vs 걸어가는 다리

정맥판막이 과도한 압력을 받을 때 종아리 근육의 수축을 통한 도움을 받지 못한다면 판막이 손상될 수 있다. 그 결과 하지 정맥류가 발생된다. 이 경우 추천하는 동작 중 하나는 등을 바닥에 대고 누워 다리를 벽에 기대 올려놓는 것이다. 이렇게 거꾸로 된 자세를 유지하는 동안 혈액은 중력의 도움을 받아 심장으로 이동한다. 하지만 실제로 얼마나 거꾸로 누워 지낼 수 있을까? 인체는 오랜 기간 직립자세로 움직여 왔는데, 어떻게 하면 하루 대부분을 심혈관계에 무리 없이 지낼 수 있을까? 규칙적으로 종아리 근육 펌핑을 하자.

종아리-심장을 뛰게 하는 다른 방법은:

- 종아리 스트레칭(220쪽)을 통해 발목의 운동 범위를 늘려 펌핑 능력을 향상시키는 것이다.
- 매일 두세 번 15분씩 걸으면서 발목을 움직일 때 밀어내는 움직임에 집중한다.
- 걸을 수 없을 때에는 침대에 누워 매 시간마다 몇 분씩 발을 포인트-플렉스하며 구부렸다 폈다를 반복한다.

튼튼하고 건강한 발은 발목, 무릎, 엉덩 관절뿐 아니라 다른 부위에도 영향을 미친다. 발을 잘 움직이는 것은 심장에도 중요하다!

무지외반증

무지hallux는 라틴어로 엄지발가락을 뜻한다. 엄지발가락은 그리스어 동사 '뛰어오르거나 도약한다'에서 유래되었는데, 실제로 엄지발가락은 장대높이뛰기 선수가 사용하는 장대와 유사하기 때문에 말이 된다. 엄지발가락의 끝은 한 발(그리고 그 위에 쌓인 모든 것들)에서 다음 걸음으로 넘어가려고 할 때 가장 마지막으로 바닥에서 떨어지는 부분이다.

무지외반증hallux valgus은 엄지발가락이 앞쪽이 아니라 옆쪽(새끼발가락 쪽)을 가리키는 상태를 말한다. 시간이 가면서 엄지발가락이 새끼발가락쪽으로 너무 많이 당겨지면 다른 발가락과 거의 수직이 될 수 있다. 발가락이 옆으로 뻗은 상태로 몇 달, 몇 년을 걷다 보면 발가락이 아프게 될 수 있다. 이렇게 옆으로 뻗은 발가락에 몸이 어떻게 부하를 잘 전달할 수 있을까? 결국 이 부위가 커지게 되는데 이를 건막류bunion라 부른다.

건막류라는 용어도 '작은 언덕' 또는 '무덤'을 의미하는 그리스어에서 유래했다. 건막류는 엄지발가락의 관절에 과도한 부하가 실릴 때 심해진다. 이런 (잘못된 자세로 관절을 사용해서 생기는) 부적절한 부하로 인해 발생한다.

사람들은 흔히 건막류가 유전적이라고 말한다. 콜라겐 함량을 다르게 만드는 유전자를 가진 사람들이 발가락이 불안정해지면서 쉽게 옆으로 가는 경향이 있는 건 사실이지만, 유전자의 변이로 인한 건막류의 비율은 매우 낮다(10% 미만). 이런 콜라겐 문제를 가진 사람들은 여러 조직과 관절에서 이런 문제를 겪게 된다. 만약 전신에 콜라겐 문제가 없는 경우라면, 건막류는 보통 습관으로 인한 것이다. 콜라겐 문제가 있다 하더라도, 세심한 교정 운동을 통해 엄지발가락을 포함한 관절의 안정성을 개선할 수 있다.

건막류는 분명 콜라겐 문제보다 더 흔하다. 성인 4명 중 1명이 건막류를 앓고 있고, 65세 이상에서는 3명 중 1명이다. 여성에서 2배 더 흔하다. 부모님(아마도 엄마)이 건막류를 가지고 있고, 부모님의 엄마, 또 그 엄마의 엄마, 대대로 건막류를 앓았다면 유전인 것처럼 보일 수 있다. 엄청나게 많은 모계를 거쳐서 건막류가 호박색 눈처럼 DNA를 통해 물려받은 특징이라고 생각할 수 있다. 그렇다면 여러분의 건막류도 유전일까? 실제로 부모님으로부터 건막류를 일으키는 콜라겐을 물려받지 않았더라도, 마치 같은 사투리를 사용하는 것처럼 보행 패턴과 장신구 착용 습관을 배웠을 수 있다. 따라서 건막류는 보통 유전적으로 물려받는 것은 아니지만, 그럼에도 불구하고 물려받을 수 있다.

가족들이 신발을 선택할 때 공통점이 있나? 우리 대부분은 발가락을 모아서 꽉 조이는 신발을 신고 자랐다. '좋은' 신발, '제대로 된' 신발을 신는다고 여기면서 말이다. 엄지발가락은 오랫동안 새끼발가락 쪽으로 밀려나 있었다. 옆으로 밀려나느라 발

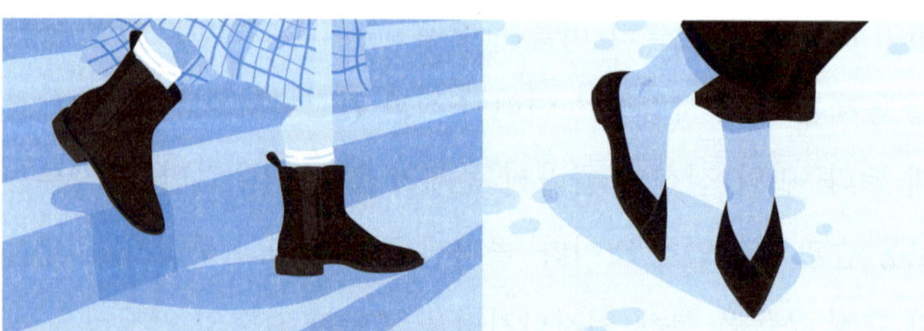

가락 사이 근육들은 긴장한 채로 지냈다. 특히 유행하는 하이힐은 엄지발가락을 다른 발가락들 쪽으로 밀어붙이는 것뿐 아니라 체중부하가 엄지발가락 바로 위에 가해진다. 이제 체중은 옆으로 누운 발가락에 바로 실리게 된다. 이런 신발을 하루만 신어도 발에 통증을 느끼게 된다. 수십 년 동안 신게 된다면 건막류가 심해지고, 관절이 뻣뻣해지기 시작하고, 걷기 고통스러워진다.

새로운 습관 만들기

좋은 소식은 호박색 눈(DNA)은 바꿀 수 없지만 '물려받은' 습관적인 자세는 바꾸고, 교정 운동을 할 수 있다는 것이다. 근육과 결합 조직은 매우 유연하고 변화에 잘 대응한다. 발이 뭉쳐서 눌려 있으면 발가락을 모으는 근육들은 매우 긴장하게 되지만, 쉽게 펴지기도 한다. 매일 모든 발가락을 늘려주는 것부터 시작해 보자. 발가락 사이 사이에 손가락을 넣으면 모음근의 길이를 바꾸고 관절 운동 범위를 회복하는 데 도움을 줄 수 있다. 무지외반증의 각도가 상당히 심하면 발가락이 저절로 멀어질 수 있도록 시간을 들여 부드럽게 움직이자.

자, 걸음걸이를 어떻게 바꿀지에 대해 이야기해 보자. 무지외반증은 단순히 신발 때문에 생기는 게 아니다. 좋은 신발을 신고 다녀서 스트레칭이 그렇게 많이 필요하지 않다고 하더라도, 발의 정렬을 바꾸면 큰 혜택을 얻을 수 있다.

발의 '도약vaulting' 동작은 발가락과 발의 지렛대가 앞을 가리킬 때 극대화된다. 그런데 우리들 대부분은 아주 약간 혹은 많이 발이 바깥으로 향하게 발달되어 왔다(또는 알다시피 '물려받았다'). 우리가 여전히 앞으로 걸으면서 장대높이의 장대를 옆으로 계속 밀어내고 있는 것과 마찬가지인 것이다. 이 경우 발을 내딛는 단순한 동작이 엄지발가락의 정렬을 계속 어긋나게 하는 원인이 된다.

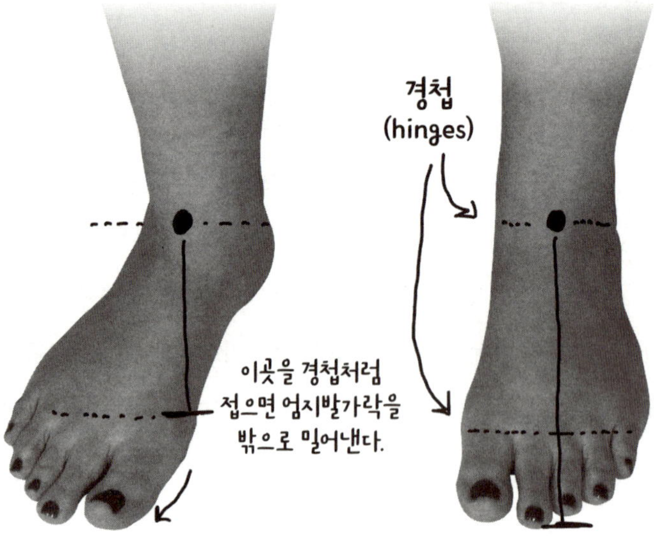

발이 바깥으로 돌아간 정도를 확인해 보자. 카페트나 타일의 줄눈 또는 책의 가장자리를 사용하면 된다. 양발을 가장자리의

직선에 맞춰 '정면을 향한' 감각을 느껴보자. 처음에는 발가락이 약간 안쪽을 향할 수도 있다.

'비둘기발pigeon-toed' 같은 느낌이 드는가? 처음에는 보통 그렇다. 그러나 이것은 엄지발가락과 관련하여 매우 중요한 변화이다. 발이 직선으로 놓이면 엄지발가락은 각 걸음마다 계속해서 옆으로 삐져나가지 않게 된다. 물론 걷는 동안 엄지발가락이 뻣뻣해져 뻗을 수 없을 정도로 된 경우에는, 발을 앞으로 향해 걷는 것이 잘 되지 않을 것이다. 이 경우에는 발을 최대한 직선으로 향하게 시작해서 엄지발가락이 조금씩 움직일 수 있도록 한다. 발가락 늘리기, 엄지발가락 들기, 발가락 사이 벌리기 등 다양한 동작을 추가하자. 특히 엄지발가락과 두 번째 발가락 사이를 늘리는 데 집중하자.

여기 발가락을 위한 운동 목록을 확인하면 된다.

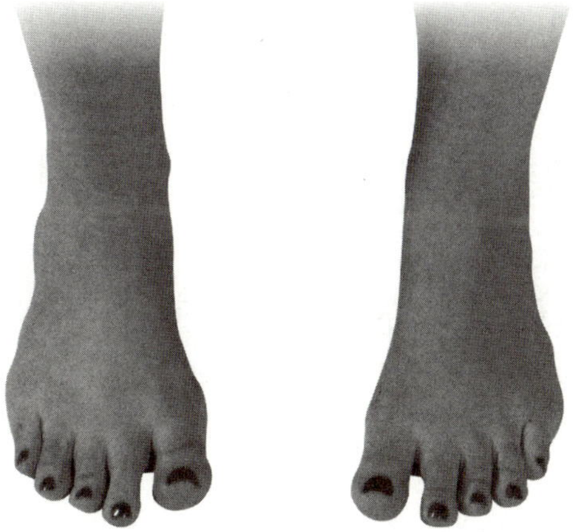

1 걸을 때 발끝이 앞을 향하도록 한다.

2 손가락을 써서 발가락 사이사이를 늘리고 넓게 펴지도록 한다.

3 엄지발가락을 들어올린다.

4 맨발로 엄지발가락을 들어올렸다 내리는 연습을 한다(다른 발가락이 함께 들리지 않도록 한다).

이 정보가 호박색 눈(DNA)처럼 아름답지는 않겠지만, 유용하다고 생각된다면 주변의 소중한 사람에게 전달하고 공유하면 좋겠다.

발을 쭉 펴자

앞으로 나아가는 자동차의 타이어처럼, 사람의 발은 앞을 향할 때 가장 효과적으로 지렛대 작용을 한다. 발이 앞을 향할 때 발목의 지렛대와 도르래가 가장 잘 작동하고, 발과 엉덩이 근육이 발의 아치를 만들 수 있고, 발가락이 좀 더 자유롭게 움직일 수 있다.

하지만 발은 타이어 같은 모양을 하고 있지 않으니 발의 어느 부분을 확인해야 발이 향하는 방향을 알 수 있을까? 개인적으로 발가락이 아닌 발의 바깥쪽이 향하는 곳을 확인하기를 권장하는데, 그 이유는 간혹 발가락이 비뚤어지는 경우가 있기 때문이다. 발가락은 신발과 보행을 할 때 만들어지는 힘에 의해서 순식간에 밀려난다.

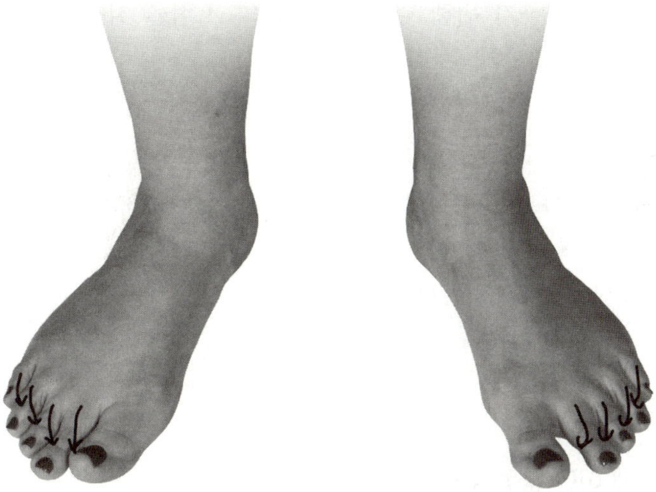

나는 발가락을 작은 야구공으로 생각하고, 다리를 투수, 각 걸음은 투구에 비유하곤 한다. 예를 들어 걸을 때 발이 바깥으로 돌아가면, 다리가 뒤에서 앞으로 나아가는 추진력에 의해 발가락이 앞으로 던져지듯 움직인다.

수년간 이런 식으로 걷다 보면 발가락이 바깥쪽으로 향하던 것이 앞으로 향하도록 훈련된다(앞의 그림). 발을 앞으로 똑바로 내밀면 발가락이 중앙 쪽으로 당겨진다. 어떻게 눈속임이 가능한지 보이는가?

그래서 나는 — 매트 수업에서 흔히 사용하는 — 두 번째 발가락을 정렬하라는 큐잉을 사용하지 않는다. 왜냐하면 시간이 지남에 따라 발을 두는 위치에 의해 발가락의 위치가 결정되기 때문이다.

발을 정렬하기 위해 나는 실제 발의 지점을 사용하는 것을 선호한다.

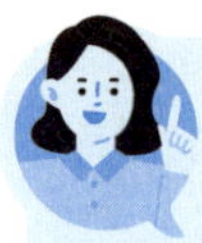

많이 운동할수록 발도 형태가 변하기 때문에 가장 변형이 적은 부분을 선택해야 한다. 발가락을 사용하지 않는다! 발가락은 십대와 같아서, 자기 마음대로 행동한다.

발에 어떤 점들이 있을까?

처음 발을 정렬하고자 할 때, 발 가장자리를 똑바로 직선으로 만들면, '발을 앞으로 뻗었다'는 느낌을 쉽게 가질 수 있다. 하지만 발의 모양은 다양해서 모든 발의 가장자리가 직선이 아닐 수도 있다. 그렇기 때문에 다음 단계는 발의 가장자리 대신 점들을 사용해야 한다.

종이를 밟고 서서 아래를 내려다보자. 종이의 가장자리를 사용해서 발의 앞쪽과 뒤쪽의 점이 같은 라인에 있도록 정렬한다. 이렇게 하면 '발을 앞으로'라는 느낌이 색다르게 느껴질 것이다.

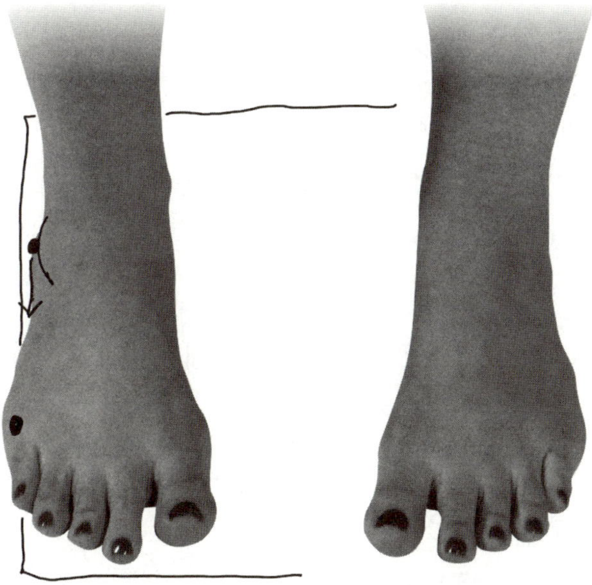

위의 그림과 같이 발의 앞부분은 오른쪽 새끼발가락 바로 아래, 뼈가 튀어나온 부분이 종이 가장자리에 놓이게 배치한다. 발의 뒷부분은 오른쪽 발목의 외측 복숭아뼈(오른쪽 발목의 바깥쪽에 있는 동그란 동전 모양의 뼈)가 종이 가장자리 바로 위에 오도록 배치한다.

발 아치의 높낮이

내 이야기를 좀 해보겠다. 나는 동물의 흔적과 발자국 보는 것을 좋아한다. 동물의 흔적은, 과거의 움직임을 눈으로 확인할 수 있기 때문에, 모든 움직임을 좋아하는 내가 즐기는 게 당연하다. 그건 분명히 내 삶이다!

야생 동물의 발자국에 감탄하지만, 내가 가장 좋아하는 동물의 흔적은 사람 발자국이다.

얼마 전 남편의 발자국 사진을 찍었는데, 이 사진 한 장이 천 마디 말보다 더 많은 것을 보여 줬다.

일반적으로 '평발'에 대해서 더 많이 이야기하고 미니멀 슈즈 커뮤니티에서도 이에 대한 대처법에 대해서 많은 이야기가

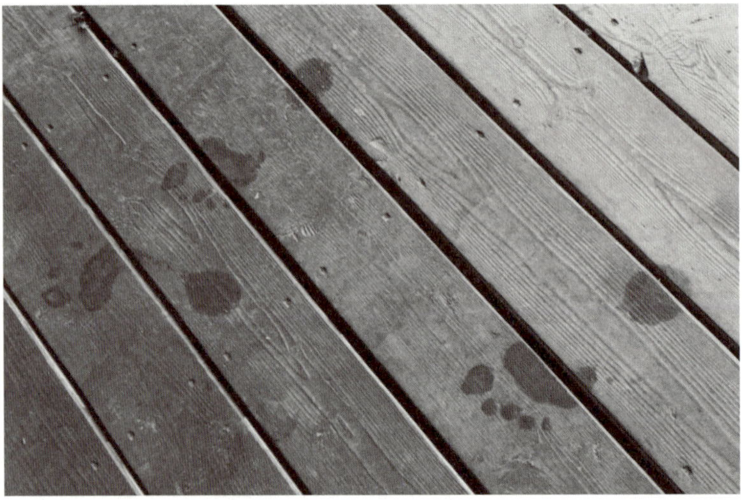

오가지만, 그 반대의 경우인 '높은 아치'에 대해서는 별 이야기가 없다. 왼쪽 그림에서 보듯, 남편의 아치는 너무 높아서 발 앞과 뒤쪽을 연결하는 부분이 거의 땅에 닿지 않는다.

발의 모양은 다양하고, 종종 모양이나 측정 방법에 따라 다르게 분류된다. 이러한 측정법들 중 하나가 '아치'이다. 아치는 높거나, 낮거나, 중립(중간 정도)으로 분류된다. 이걸 시각적으로 보기 위해서 온 가족의 발에 페인트를 칠한 다음 정육점에서 고기를 포장할 때 사용하는 종이 위를 걸어 다니게 했었는데, 그래서인지 집에 오고 싶어 하지 않는 것 같기도 하다.

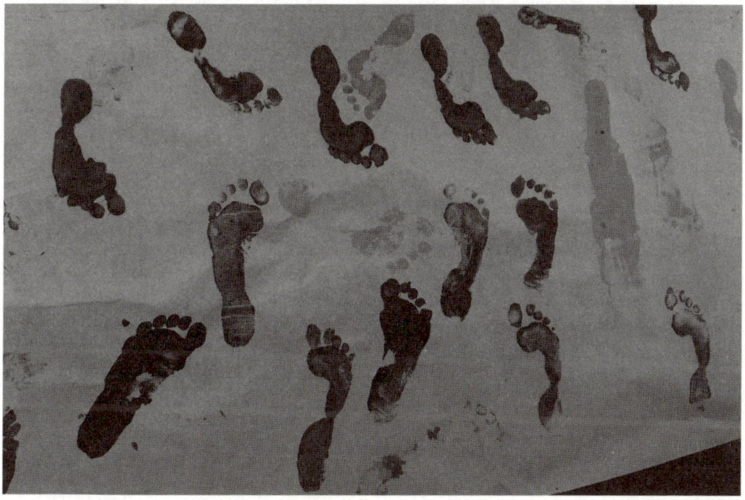

어른 두 명, 아이 네 명, 강아지 한 마리의 발이 찍혀 있다. 왼쪽에 있는 높은 아치와 일치하는 발자국을 찾아냈는가?

아래 그림을 보면 우리 가족 중 가장 높은 아치와 가장 낮은 아치를 가진 발을 볼 수 있다.

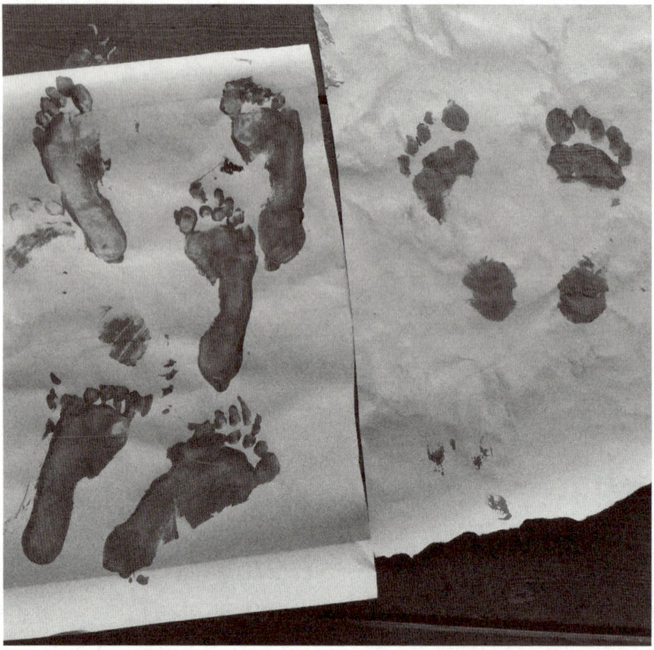

높은 아치를 가진 사람이 누군지는 이미 알고 있을 테고, 낮은 아치는 거의 열 살이 된 아이의 것이다. (어린 시절 내 옆에서 잘 때면 두 발을 손에 꼭 쥐고 잤는데, 이제는 거의 내 발만큼 커졌다. 더 이상 밤에 아이 발을 안고 잘 수는 없지만, 여전히 자신이 내 무릎 위에 누워 자는 강아지라고 생각하는지 밤에 껴안는 것을 좋아하기 때문에 아쉽지는 않다.)

모든 종류의 동물 발자국에 대해 이야기할 때 또 중요한 점 하나는 발자국이 난 표면, 즉 밟고 지나가는 곳이다. 발자국 모양은 얼마나 많은 페인트 또는 진흙을 발랐는지, 체중이 발에 실리는 위치, 그리고 얼마나 빨리 움직이는지, 어떤 방향으로 움직이는지 같은 것 등에 따라 조금씩 달라진다. 서 있는 발(250쪽)은 측면 발자국이 거의 없지만, 248쪽의 마룻바닥에 찍힌 움직이는 발자국에서는 오른쪽 발 측면이 닿은 것을 볼 수 있다. 이렇게 달라지는 이유는 다음과 같다. 서 있을 때보다 걸을 때 체중부하가 더 커지기 때문에 더해진 무게가 발을 바닥으로 더 밀어내거나, 걷는 방향에 따라 몸(또는 발목)이 약간 오른쪽으로 기울어졌을 수도 있다.

처음에는 명확하거나 분명해 보이는 것도, 더 배우게 되면 점점 더 복잡해지는 경우가 많다.

이제 아치, 특히 높은 아치에 대한 이야기와 어떻게 다루어야 하는지에 대해 더 알아보자.

아치가 너무 높으면 발을 뻣뻣하게 만들어서 발목에 상당한 부하를 가할 수 있다. 또한 발목이 아프고 쉽게 다칠 수 있다. 남편은 발목을 관리하기 위해, 발을 더 유연하게 만들려고 열심히 노력해야 한다.

발 아치가 조금 더 유연해지고 정강이가 강해지면, 발목과 그 주변의 연결 부위를 더 잘 지지할 수 있다.

구체적으로 남편이 해야 하는 프로그램은 다음과 같다.

- 종아리 스트레칭(220쪽), 스트랩 스트레칭(184쪽)을 많이 하고 공으로 발바닥을 마사지한다.
- 미니멀 슈즈(특히 밑창이 얇은 것)를 신는다.
- 가능한 평평하지 않고 울퉁불퉁한 길을 걷는다(바닥이 더 많이 올라와서 아치와 만날수록 더 느낌이 좋다. 높은 아치가 평평하고 딱딱한 바닥에 놓이면 지지력이 떨어져서 신발로 아치를 채운다는 개념이 생겨난 것 같다).
- 맨발로 걷는 시간을 늘인다(처음에는 안전한 곳에서 조금씩 걷는다).

뻣뻣한 발은 다른 문제이다. 아치를 다시 만들어야 할 수도 있다.

놀랍게도 아치를 만드는 동작은 높은 아치를 움직이기 위한 동작과 별반 다르지 않다. 평발이 아치를 들어올리려면 특정 부위를 부드럽게(발바닥을 굴려라!) 만들어야 한다. 골반 낮추기(107쪽)에 있는 것들이 분명 도움이 될 것이다. 몸 전체에 특정한 움직임이 필요하지만 보충해야 하는 동작은 각자의 신체와 움직임 습관에 따라 다르다. 어떤 동작은 더 적게, 어떤 동작은 더 많이 필요할 수 있다. 모든 발은 많이 움직여질수록 좋고, 움직여지는 방식에 따라 조절이 가능한 아치를 갖는 것이 이롭다.

단지 읽기만 하면 안 된다. 내 발자국을 잘 살펴보자. 내가 했듯이 물감과 종이를 사용하거나, 젖은 발을 콘크리트 바닥에 찍어 보면서, 스스로의 발자국을 잘 살펴보자.

지금 여러분의 발자국은 어떤 모습인가? 그리고 발바닥을 더 튼튼하고 유연하게 만드는 규칙적인 운동을 몇 달(또는 몇 년) 한 후에 발은 어떤 모습일까? 발자국 기록을 보관하는 것은 … 단순히 신생아만 하는 것이 아니다!

발에 가해지는 부하 조절

최근 몇 명의 발 전문의와 함께 발 통증에 대한 기사에 소개된 적이 있다. 그 기사 중 이 문구가 내 시선을 끌었고, 추가적인 설명이 필요하다고 생각했다.

"체중이 1kg 증가할 때마다 발에 1.5kg의 압력이 가해진다고 투멘 박사가 말했다. 따라서 약 80kg의 여성의 경우 매번 걸을 때마다 발에 약 120kg의 압력을 받는 것처럼 느낀다."

부하 명확하게 하기 서 있을 때 발에는 체중만큼의 압력이 가해진다(위의 예에서는 약 80kg인 것이다). 걸을 때에는 발에 체중의 1.5배의 부하가 가해지고(위에서 언급한 무게 120kg), 뛸 때에는 2~3배의 압력이 가해져서(대략 160~240kg) 발생한다.

압력의 명확화 발의 특정 부위가 느끼는 압력을 발 자체는 느끼지 못할 수 있다. 자세와 신발에 따라서 발의 어느 부분에 압력을 가할지를 매 순간 조절할 수 있기 때문에 이 사실이 중요하다. 압력의 중심은 가변적이고 역동적이다. 체중을 바꾸는 데는 시간이 오래 걸리지만, 자세를 바로잡으면 압력이 가해지는 위치를 즉시 바꿀 수 있다.

발에는 움직일 수 있는 부분이 많고, 각 부분은 발에서 압력이 발생하는 위치에 영향을 준다. 간단한 신체 정렬을 바꾸는 것부터 시작해 보고 어떤 느낌이 드는지 보자.

골반을 뒤로 움직여서 앞꿈치의 체중을 줄이고 양쪽 발에 체중을 고르게 분산하게 한다. 굽이 있는 신발을 신은 상태에서는 어려울 수 있으니 처음에는 맨발로 연습하도록 하자. (굽이 있는 신발은 체중을 앞으로 쏠리게 해서 앞꿈치에 압력이 가해지도록 한다.) 내가 항상 강조하고 싶은 것은, 여러분이 생각하는 것보다 신체적 경험을 통제할 수 있는 힘이 크다는 것이다. 부하를 조절하는 것은 바로 여러분이다.

족저근막염과 뻣뻣한 햄스트링

《발과 발목 전문가》 잡지 구독을 하지는 않지만, 내가 좋아할 만한 기사들을 찾아주는 멋진 친구들이 있다. 발 전문의 친구가 족저근막염과 햄스트링 긴장 관계를 다룬 이번 호의 '임상 연구' 자료를 보내줬다.

모든 사람들은 발 전문의 친구를 만들어야 한다. 내 친구는 실력 있는 의사이기도 하지만 크리비지cribbage 카드 게임도 정말 잘한다. 거의 나만큼 말이다. 만약 내가 크리비지 게임을 하다 다친다면 아마 무료로 치료해 줄 거다. 물론 발 외에 치료할 수 없으니 그렇게 해주지는 않겠지만. 만약 게임을 하다가 종아리를 다치게 되면 (예를 들어 실수로 크리비지 게임 말뚝을 밟으면) 분명 돈을 좀 아낄 수 있을 거다. 내 친구들이 있어서 너무 좋다.

어쨌든, 발 전문의가 흔하게 만나는 질환 중 하나가 족저근막염이다. 족저근막은 아치를 따라 발바닥을 가로지르는 결합조직으로, 족저근막염은 그곳에 염증이 있다는 것을 의미한다. 일반적으로 발바닥 근막 전체에 염증이 생기는 게 아니라 뒤꿈치뼈에 붙어 있는 부근에서 염증이 생긴다. 대부분의 사람들은 족저근막염이 생겼을 때 '발뒤꿈치 아래가 정말 아프다'라고 증상을 호소한다.

이것들이 어떻게 관련되는지 눈으로 확인하기 위해, (간략한) 발 구조를 다음과 같이 그려봤다.

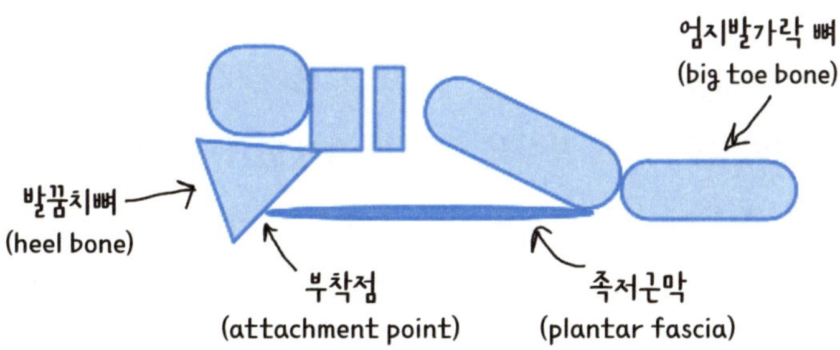

《발과 발목 전문가》 기사가 흥미로웠던 이유는, 햄스트링(허벅지 뒤쪽의 큰 근육)의 긴장과 족저근막염 사이의 관계를 설명한 연구를 처음 봤기 때문이다.

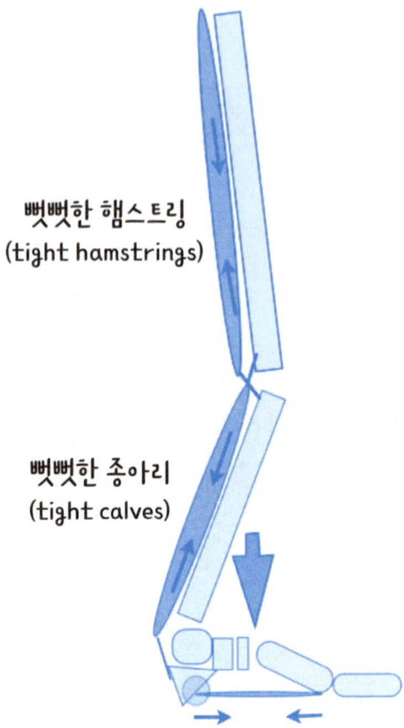

햄스트링의 긴장도가 어떻게 족저근막(근막이 연결되는 곳에 과도하게 당기는 힘)의 긴장도를 높일 수 있을까 생각하다가 다음과 같은 생각이 들었다. 햄스트링의 긴장(종아리 근육의 긴장과 마찬가지로)은 만성적으로 체중을 앞으로 옮기고 이로 인해 족저근막에 더 많은 압력이 가해질 수 있다.

이것은 또 다른 엉성한 그림이지만 햄스트링이 너무 긴장하면 무릎이 약간 구부러지면서 발의 중간부를 긴장시키고, 그로 인해 족저근막 전체에 긴장이 가해지는 것을 보여 주는 역할을 하기를 바란다.

이해가 되는가?

족저근막염은 주로 종아리 근육의 뻣뻣함과 관련이 있다고 여겨져서, 종아리 스트레칭을 하라고 주로 권장한다. 또 과체중이 원인이라고 여겨지기도 한다(발 조직에 너무 많은 체중이 가해지는 것이 족저근막에 부담을 준다는 개념). 이 논문은 체질량 지수BMI가 35 미만인 경우, 체중보다는 햄스트링의 긴장도가 족저근막염과 더 관련성이 높다고 이야기한다.

간단하게, 서 있거나 걷는 자세를 조절해서, 발 중앙(그리고 족저근막)에 긴장을 낮추는 법을 배워 보자. 여기 세 가지 방법을 소개한다.

- 엉덩이를 뒤로 빼서 골반의 무게를 발뒤꿈치에 두도록 하고, 발 중앙이나 발가락은 가볍게 둔다.
- 신발은 굽이 낮은 것을 선택한다(굽 있는 신발은 체중을 발 앞쪽과 중앙으로 옮긴다는 것을 기억하자).
- 발 중앙에 체중이 덜 실리도록 종아리와 햄스트링 스트레칭을 한다.

도로 여행을 할 때 발의 정렬

장거리 여행을 하다 보면 허리, 다리, 발과 같은 곳에 불편함을 느낄 수 있다. 운전하기 전에 자동차 바퀴 정렬을 최적화하는 것처럼 몸의 정렬도 최적화할 수 있다.

다음에 운전할 때는 가속 페달을 밟는 동안 발이 어떻게 움직이는지 주의 깊게 살펴보자. 발목은 저측 굴곡plantarflexion(발이 정강이에서 멀어지도록 밀어내는 움직임)을 해야 하는데 이때 혹시 발가락을 함께 구부리는지도 확인해 보라. 가속 페달을 밟을 때마다 발가락에 힘을 빼는 연습을 해라. 아니면 가속 페달을 밟을 때 발가락을 벌리는 연습을 할 수도 있다. 어떤 경우든 종아리와 발가락의 움직임을 분리하는 게 중요하다. 발가락을 굽히는 것으로는 차가 움직이지 않으니까.

허리나 천장관절에 문제가 있는 사람들에게는 또 다른 정렬 팁이 있다. 한쪽 다리만 뻗는 것을 조심하라는 것이다. 양쪽 다리를 모두 사용하는 수동 변속기 차량에서는 덜 문제가 되지만, 자동 변속기 차량에서는 보통 오른쪽 다리만 일을 한다. 주로 왼다리는 구부리고 오른다리는 편 자세를 오랫동안 하게 되는 것이다. 이때 골반은 약간 비틀어지게 된다. 골반이 왼쪽으로 약간 비틀어진 자세를 몇 시간이고 유지한다고 생각해 보자!

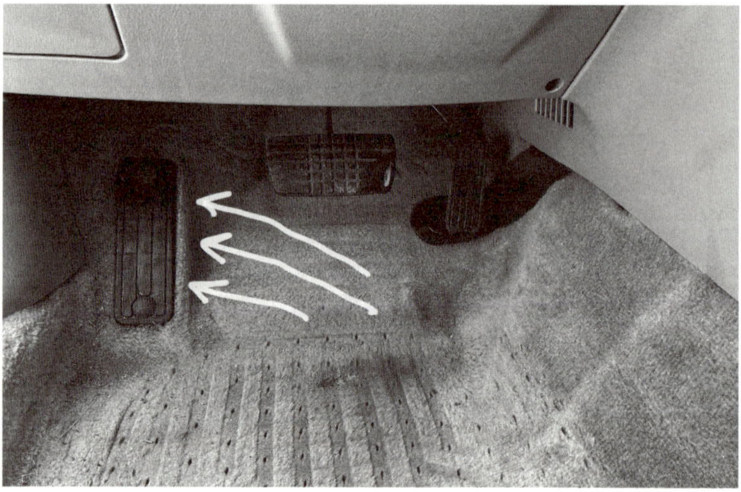

하지만 알고 있었는가? 다행히 제조업체들은 운전할 때 엉덩이가 인체공학적으로 균형을 이룰 수 있도록 고려하기 때문에 바닥판 왼쪽에 '밸런싱 페달'이 있다. 그 작은 페달이 무슨 도움이 되냐고? 왼발을 올려놓기만 해도 하체의 정렬에 도움이 된다.

엉덩이를 평행하게 유지하는 데 주의를 기울여야 한다. 그렇지 않으면 금방 예전의 습관으로 돌아갈 수 있다. 어쩌면 나만 그런 걸지도 모르겠다. 명상을 할 때와 마찬가지로 다시 처음으로 돌아가서 다시 시작하고, 또 다시 시작해라. 언젠가는 목적지에 도착해 있을 테니까.

8

마음(&뇌)의 정렬

Align *your* Mind (& Brain)

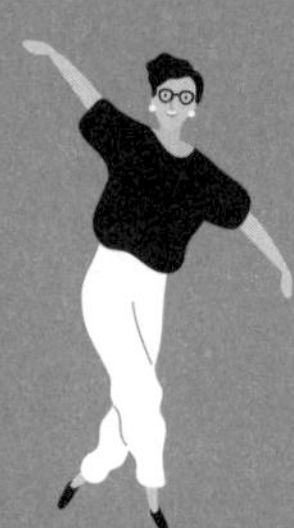

“

움직임을 늘리는 것은 뇌 질량brain mass을 유지하는 데에도 도움이 된다. 근육량muscle mass이 나이 들며 감소하는 것과 마찬가지로, 우리 뇌의 일부도 나이듦에 따라 작아질 수 있다. 신체 활동은 근육량을 유지하도록 도울 뿐만 아니라 노인들의 뇌의 해마가 위축되는 것을 줄일 수 있는데 특히 알츠하이머에 걸리기 쉬운 유전적 소인이 있는 노인들에게 도움이 될 수 있다.

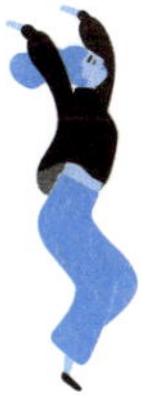

움직임에 따른 뇌의 변화

최근까지 과학자들은 신체의 움직임과 관계없이 뇌에 꾸준히 혈류(뇌혈류cerebral blood flow)가 공급된다고 믿었다. 뇌는 항상 우리가 살아가기에 충분한 혈액을 공급받지만, 측정 도구가 발달함에 따라 우리가 움직일 때 골격근으로 가는 혈류량만 증가하는 것이 아니라 뇌로 가는 혈류량도 증가한다는 것이 밝혀졌다.

2017년에 내가 여성 알츠하이머 운동Women's Alzheimer's Movement의 창립자 마리아 슈라이버가 주최한 캘리포니아에서 열린 행사에 패널로 참석했을 때였다. 그곳에서의 모든 전문가들로부터 얻은 큰 메시지 하나는 뇌 건강에 운동이 중요하다는 것이다. 왜 운동이 뇌를 보호하는 효과를 가지는지는 분명하지 않다. 하지만 알츠하이머 질환의 떠오르는 두 가지 위험 요인인 뇌관류저하(뇌로 향하는 혈류가 부족한 상태)와 동맥이 경직되는 것(동맥 경화) 모두 운동을 통해 감소시킬 수 있다.

어떤 운동이라도 하는 것이 안 하는 것보다는 낫지만, 왜 운동이 뇌에 좋은지는 명확하지 않으며, 어떤 유형으로, 얼마나 많이, 누구에게 운동이 가장 효과적인지에 대한 세부 정보는 아직 부족하다. 다음은 우리가 이미 알고 있지만, 종종 움직임에 관한 토론에서 놓치기 쉽다고 생각되는 세세한 차이를 의논하기 위해 다른 패널들과 공유한 흥미로운 내용이다. 이를 테면 우리는 '움직임은 건강에 좋다'라는 말을 듣지만, 왜 다른 것들보다 움직임을 우선시해야 하는지 합리적으로 이해할 수 있는 구체적인 내용은 듣지 못한다.

발을 땅에 딛자! 뇌로 가는 혈액은 운동할 때 더 많이 흐른다고 하는데, 정확히 어떻게 그런 일이 일어나는 걸까? 어떤 운동이든 상관없을까? 적어도 뇌로 더 많은 혈액을 보내는 방법 중 하나는 움직임이 생성하는 충격impact일 것이다. 우리가 걷거나, 뛰거나 또는 자전거 페달을 밟으면, 발이 지면(또는 페달)을 밀어낼 때 압력파pressure wave가 생성되어 뇌로의 혈액 공급을 조절하게 된다. 충격이 클수록 압력파도 커지기 때문에, 충격이 거의 없는 자전거 페달링보다는 걷기가 더 큰 압력파를 만들고, 걷기보다는 달리기(가장 큰 충격)가 더 큰 압력파를 만든다. 만약 여러분이 현재 모든 운동을 앉아서, 누워서, 제자리에 서서, 또는 발을 고정시키는 기계에서 한다면, 리듬에 맞추어 '바닥을 쿵쿵 밟는' 활동을 추가해 보자.

음식을 꼭꼭 씹자. 운동이 필요한 것은 팔, 다리, 복근만이 아니다. 턱 근육(저작근masseters)은 우리 몸에서 가장 강한 근육 중 하나이지만, 대부분의 사람들이 턱을 잘 움직이지 않기 때문에 운동이 필요하다. 이 근육은 상대적으로 크기가 작은데도 모든 골격근 중에서 가장 큰 압력을 가할 수 있다. 그렇지만 현대의 식습관은 턱 근육을 거의 쓰지 않는데, 이는 뇌에 문제가 될 수 있다. 실제로 씹는 근육 작용이 기억력과 기타 인지 기능을 담당하는 뇌 부분인 해마의 건강을 유지하는 데 도움이 된다는 것이 밝혀졌다.

이전에도 말했지만 다시 한번 강조해 본다. 각 근육의 역할은 단순히 연결된 지렛대lever를 움직이는 것만이 아니다. 근수축은 몸을 움직이게 하는 것 외에 다른 기능도 가지고 있다.

왜 씹는 것이 뇌 기능을 도울까? 아마도 다음의 몇 가지 이유 때문일 것이다. 우선, 씹는 것은 뇌로 가는 혈류를 증가시킨다. 씹는 힘이 강할수록 즉 턱 근육을 강하게 수축시킬수록 뇌로 향하는 혈류가 더 많아진다. 연구자들은 실험 참가자들에게 부드러운 것부터 매우 단단한 것까지의 껌을 씹도록 해서 이와 같은 사실을 발견했다. 또 다른 이유로 먹는 것과 관련한 뇌 부위가 씹는 과정에서 자극을 받는 것 때문일 수도 있다. 또는 다른 이유가 있을 수도 있지만 어쨌든, 씹기가 뇌 기능을 보존한다는 증거가 있다. 그러니 평소의 식습관이 얼마나 자주, 그리고 얼마나 강하게 턱을 사용하게 하는지 살펴보자. 하루 종일 턱이 쉬고 있지는 않은가?

요즘엔 사각형 고무를 물어서 '턱 푸시업'이나 '턱 런지'를 할 수 있도록 도와주는 턱 운동기구가 판매되는 걸 볼 수 있다. 하지만 운동이 아닌 그저 턱의 움직임은 어떨까? 특별한 운동기구가 필요 없이 턱의 움직임이 일상에 녹아들 수 있는 방법은 없을까? 평소에 씹는 것에 비해 마셔서 섭취하는 열량은 어느 정도인가? 음식의 부드러움 정도는? 물론, 그린 스무디는 간편하고 영양소가 풍부하지만, 물리적인 영양mechanical nutrients은 어떨까? 이때 질감이 있는 것들을(갈지 않은 사과와 당근, 견과류, 육포, 말린 과일 등) 식단에 추가하면 간단하게 턱을 운동시킬 수 있다. 비타민이 있는 질감 말이다. 질감을 느껴야 하는 건 발뿐이 아니다!

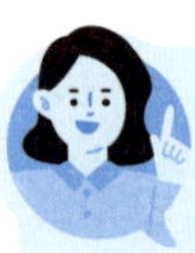

다양한 음식들을 씹으면(앞니로 뜯고 찢기, 어금니로 큰 조각을 잘게 부수기 등) 턱에 여러 가지 움직임을 주고 그에 따른 부하가 턱에 가해진다. 예를 들어 껌을 씹는 반복적인 움직임은 턱을 길게 산책시키는 것과 같다. 어렸을 때 풍선껌 한 통을 입에 다 털어 넣고 몇 시간 동안 씹었던 적이 있었는데, 내 턱에겐 가파른 언덕을 빠르게 걸어 올라가는 것과 같았을 것이다. 왜냐하면 그때 내 턱 근육이 불타는 것 같았기 때문이다. 아홉 살 때 나의 해마hippocampus는 엄청나게 단련되었을 것이다.

뇌질량brain mass을 늘리기 위해 움직인다. 더 많이 움직이면 뇌 질량을 유지하는 데에도 도움이 된다. 근육량muscle mass이 나이 들며 감소하는 것과 마찬가지로, 우리 뇌의 일부는 늙어감에 따라 작아질 수 있다. 신체 활동physcial activity은 근육량을 유지하도록 도울 뿐만 아니라 우리 뇌의 해마가 위축되는 것을 줄일 수 있기에 유전적으로 알츠하이머 질환의 소인이 있는 노인들에게 특히 도움이 될 수 있다. 일반적으로, 노화에 따라 더 많은 신체 활동이 더 큰 뇌 부피brain volume를 갖는 것과 관련이 있다고 알려져 있지만, 씹기와 마찬가지로 아직 정확한 메커니즘은 밝혀지지 않았다. 이유야 어떻든 간에, '움직이지 않으면 잃게 된다move it or lose it.'라는 말은 여전히 적용된다. 말이 다소 공격적으로 들릴 수 있겠지만, 내 의도는 반대로 여러분을 지키기 위함이다.

운동하는 공간 밖에서도 움직이자. 인간은 수 세기 동안 일상생활에서 다양한 움직임을 해왔다. 그중 많은 유산소적(심박수와 호흡수를 높이는) 움직임은 유산소 운동이라고 불리지는 않았다. 즉 건강상의 이점을 얻기 위해 몸을 리드미컬하게 한 시간 동안 움직이는 특정한 운동 세션을 의미하는 것이 아니었다. '운동exercise'이라는 개념은 최근에야 '움직임movement'과 동의어가 되었는데, 이는 일상에서 신체 활동이 사라진 사회에서만 생겨난 현상이다. 이제는 타당하다고 여겨지는 유형의 움직임만이 운동으로 여겨진다. 기존의 운동 방식은 분명히 이점이 있지만, 뇌는 운동뿐만 아니라 여러 유형의 신체 활동에서 혜택을 받을 수 있다. 정원 가꾸기, 새로운 방식으로 몸을 움직여야 하는 가사일, 운전 대신 걷거나 자전거 타기('능동적 출퇴근'), 또는 춤 등은 모두 뇌 건강에 도움이 되는 활동이며, 하루에 여러 번 하기도 쉽다.

아직 왜 움직임이 뇌에 필수적인지에 대한 명확한 답변을 얻지 못했으며, 각 개인에게 최적의 '운동량'도 알지 못한다. 그러나 더 많이 움직이면 다른 모든 신체 부분에 많은 이점을 가져다주고, 부작용이 거의 없기 때문에 여러분의 시간을 잘 활용하는 것이 될 수 있다. 내가 사람들 몸의 개별 부분을 어떻게 움직이는지에 집중하도록 많은 시간을 쓰는 이유 중 하나는 종종 한 군데가 아프게 되면 전신을 움직이는 것을 어렵게 하기 때문이다. 뇌를 포함하여 해부학적, 생리학적으로 우리의 몸은 정기적으로 몸 전체를 움직이는 것에 어떤 방식으로든 의존하고 있다.

뇌 건강에 이로운 움직임 습관을 시작하는 데 늦은 때는 없다. 그러니 지금 이 책을 내려놓고 뇌에 움직임을 주는 것이 좋은 때일지도 모른다. 어서 가서 시도해 보자. 해낼 때까지 난 이곳에서 기다릴 테니까.

움직임에 따른 마음의 변화

언젠가 한 정신과 의사가 우리가 겪는 경험의 핵심은 다음의 세 가지 관계에서 나온다고 말한 것을 들은 적이 있다: '내 몸과의 관계', '타인과의 관계', '자신과의 관계'

놀랍게도 현대 생활은 우리 몸의 생물학적인 요구(물, 영양가 있는 음식, 휴식, 움직임 등)를 거의 충족시키지 못하도록 한다. 이 책을 읽는 여러분들은 거의 움직이지 않아도 필요한 것을 얻을 수 있을 것이다. 그 말은 이제 의도적으로 움직일 거리를 찾아야 한다는 뜻이다.

최근 몇십 년 동안, 명확한 목적을 가지고 움직이는 행위 — 특히 운동 유형의 움직임 — 는 외모를 개선하는 것과 관련되었다. 이는 우리 자신과의 관계와 소통 방식에 혼란을 주고, 자신을 불만족스럽고, 충분하지 못하게, 그리고 더 나쁘게 보게 만든다. 신체 활동은 정신 건강에 많은 이점이 있음에도 불구하고, 우리는 여전히 그것이 우리의 외모에 어떤 영향을 미치는지에 초점을 맞추고 있다. 우리의 몸이 어떻게 기능하고, 우리의 몸의 기능으로 인해 우리가 어떻게 느끼는지에 대한 것은 집중하지 못하고 있다. 우리의 몸은 움직여지기를 요구하고, 그것에 맞춰 우리가 선택한 움직임이 바로 우리 몸과의 관계를 맺는 것이라는 생각을 덜 중시한다. 매우 드문 경우를 제외하고, 몸의 기본적인 움직임 필요성을 충족시킬 수 있는 유일한 사람은 여러분

자신이다. 이를 충족시킬지, 충족시키지 못할지는 어떻게 세상을 살아가는지에 영향을 미친다.

기분이 좋지 않은 것을 정신 건강 상태와는 연결지을 수 있어도, 어떤 느낌을 우리의 몸을 돌보는 방식과 연결하는 데에는 여전히 어려움을 겪는다. 유전적 요소를 포함하여 많은 요소가 우리의 정신 건강에 영향을 미치지만, "생물학적으로 무엇을 더 규칙적으로 충족시켜 주면 좋을까?"라고 우리 몸에 묻는 것은 여전히 도움이 될 수 있다.

내 아이들이 어렸을 적을 떠올려 보면, 아이들은 스스로의 감정이 주로 피곤함, 배고픔, 과도한 또는 부족한 감각 자극과 관련이 있다는 것을 잘 이해하지 못했다. 특히 평소에는 그리 거슬리지 않던 일에 대해 갑자기 혹은 강하게 반응했을 때에는 더 그랬다. "이거 먹고 10분 뒤에도 같은 느낌이 드는지 기다려 보자." 또는 "잠깐 쉬자. 그리고 쉬고 나서도 계속 짜증나는지 보는 거야."와 같은 말을 해주곤 했는데, 그렇게 몸의 요구가 충족되지 않으면 세상과 정신적으로 연결되는 방식이 영향받을 수 있다는 것을 경험하곤 했다. 그리고 지금도 여전히 경험하며 배우고 있다.

우리는 음식과 관련해서는 이러한 현상을 잘 이해하고 있다. 단 것을 많이 먹고 난 후에 감정이 널뛰는 걸 경험한 적이 없는 사람이 있을까? 때때로 배고파서 성급하게 화를 낸 경험도 있을 것이다. 그러나 움직임에 대한 굶주림이 우리의 정신적 웰빙에도 엄청난 영향을 미칠 수 있다는 생각은 하지 못한다.

자신의 몸과 소통하는 법을 배우는 데에는 시간이 걸린다. 몸이 사용하는 신호들은 원시적이고 구체적이지 않다. 예를 들어, 주변 사람들이 매우 짜증스럽게 느껴지거나 상처받고 있다고 느끼는 경우 내가 그날 대부분을 실내에 앉아 있었다는 것과 상관이 있다고 생각하기는 어렵다. 가볍게 동네 한 바퀴를 걸으면(또는 사랑하는 사람이 부드럽게 상기시키거나, 심지어 같이 걷자고 해주면) 그런 감정들은 거의 사라진다. 내가 산책하러 다녀온 사이에 나를 괴롭히지 않겠다고 모두 모여서 작정한 걸까? 확실하진 않다. 어찌 되었든, '모두 나를 귀찮게 한다.'라는 생각을 '내 몸이 나에게 움직이라고 말하는 방식'으로 새롭게 생각해 보자.

한 친구가 앉아 지낼 땐 언제나 '나는 꼴이 엉망이야.'라고 생각했는데, 산책한 후에는 그 생각이 '사실 괜찮아 보인다.'로 바뀌더라고 말해줬다. 그 친구는 몸을 오로지 외모 중심으로 보는 습관 때문에, 감정을 이러한 언어와 연관시킨 사실을 깨닫는 데 수년이 걸렸다. 수십 년이 지나, 그녀는 몸의 언어를 더 잘 이해하게 되었고, 수치심이라는 감정을 갖지 않고 이제 움직이라는 몸의 이야기를 들을 수 있게 되었다.

몸의 신호는 존재하지만, 그것들은 원시적이며 인간들이 매우 다른 삶을 살았을 때 형성되었기 때문에 잘못 해석될 수 있다. 그러나 더 많은 주의를 기울이면 몸의 언어를 듣는 법을 배울 수 있다.

배가 고파 화가 난다는 사실을 인식하는 것이 우리가 바로 먹지 못하는 상황에서도 부정적인 감정을 극복하는 데 도움이 될 수 있는 것과 마찬가지로, 아직 습관을 바꾸고 우리의 요구를 충족시키기에는 어려움이 있더라도 우리의 감정과 기분에 움직임이 영향을 준다는 것을 알아차리는 것은 도움이 될 수 있다. 우리가 어떻게 작동하는지를 알게 되면, 즉 움직임이 우리가 작동하는 방식이라는 것을 알게 되면, 세상이 그렇게 느껴지는 이유를 설명하는 데 도움이 될 수 있다.

이는 심각한 질병과 트라우마를 겪는 사람들을 경시하는 것이 아니다. 모든 분노가 배고픔과 연결될 수 있는 것은 아니듯이, 모든 슬픔이나 우울이 몸을 움직이지 않아서 겪는 일은 아니다. 움직임을 정신 건강 문제의 유일한 치료 수단으로 보려는 것도 아니다. 복합적인 요인이 있는데, 움직임이 좀 더 상황을 개선할 수 있음에도 정신 건강 문제로 움직이는 것이 여전히 어려울 수 있다. 하지만 우리 몸은 일상적으로 움직임이 필요하며 심각한 질병과 외상을 포함하여 경험의 모든 부분에 영향을 미친다는 사실을 우리 자신의 경험과 방대한 연구 자료를 통해 이미 알고 있다.

얼어붙는 듯한 느낌이 들 때 시도하는 움직임

몸을 움직이고 싶지만 얼어붙는 듯한 기분이 든다면, 몇 가지 간단한 아이디어로 움직여 보자.

- 빠른 곡을 틀고 몇 분 동안 춤을 즐겨 본다. 엉덩이를 흔들고 팔로 웨이브를 만들며 몸을 푸는 것이다.
- 쓰레기를 내다 버리거나 빨랫거리를 챙겨 세탁한다. 어떤 집안일이든 무거운 물건을 들어 나른다! 몇 분간 근처로 나갈 수 있다면 보너스 점수!
- 자신에게 박수를 친다. 음악을 틀고 박수를 쳐보거나 자신만의 리듬을 만들어 본다. 발을 구르는 움직임을 추가한다면 더욱 좋다(펜을 들어 책상을 두드리는 것도 쉽게 할 수 있는 움직임이다).
- 일어나서 척추를 위한 여섯 가지 간단한 움직임을 즐겨 본다. 발끝을 향해 몸통 앞으로 굽히기, 등 펴주기, 오른쪽과 왼쪽으로 기울이기, 오른쪽과 왼쪽으로 몸 비틀기. 각 동작에서 깊은 호흡을 한다.
- 집이나 직장에 계단이 있다면, 계단을 10번씩 오르내려 본다.
- 이 목록에 추가하고 싶은 다른 아이디어가 있는가? 적어 보자!

운동이 외모에 긍정적인 영향을 미치고 이로 인해 더 많이 움직이도록 동기부여 된다면 그렇게 해도 좋다. 하지만 외모가 운동에 집중해야 하는 이유가 될 필요는 없다. 우리는 마음을 위해 움직일 수 있다. 몸을 움직이는 것은 간단히 말해 우리 몸이 필요로 하는 것을 제공하는 것이다. 보이지 않는 부분을 포함해서 우리 몸이 필요로 하는 것들 말이다.

하고 싶은 일로 만들기

우리 삶에는 하고 싶은 일들이 너무나 많아서, 몸이 필요로 하는 것을 충족시키는 것이 뒷전으로 밀리곤 한다. 사람들은 비록 최적의 양은 아닐지라도 여전히 음식을 먹고 매일 수면을 취하지만, 몸을 더 많이 움직일 필요성은 종종 간과된다. 하지만 매우 최근까지도 움직임은 일상의 일부였기에 현대인들처럼 따로 신경써야 할 일이 아니었다. 더 많이 움직여야 한다는 것을 알고, 더 움직이고 싶지만 움직임을 위한 시간을 찾기 어렵다면, 이미 하고 있는 일들을 조정하여 신체 활동을 늘리는 동적인 형태로 만들어 보자.

- 파트너와 함께하는 시간을 좋아하는가? 저녁 식사를 산행 데이트로 바꿔 보자.
- 친구들과 함께하는 것(또는 미술품이나 와인)이 좋다면, 미술용품과 좋아하는 와인 한 병을 채운 가방을 챙겨서 공원을 트레킹하며 친구들과 함께 페인팅을 즐겨 본다.

- 친구와 만나 커피를 마시러 가서, 정원 투어를 위해 테이크아웃 한다.
- 대화를 나누는 동안 걷거나 자전거를 타는 동적인 독서 클럽을 시작해 본다.
- 일찍 일어나는 아기들과 아침 도시락을 챙겨 야외 일출을 즐겨 보자.
- 업무 미팅을 몇 가지 스트레칭과 함께 시작해 보자.
- 가장 좋아하는 노래에 맞춰 팔과 엉덩이를 흔들며 가사 일을 활기차게 해 보자.
- 이웃들과 프리스비나 농구와 같은 가벼운 게임을 하며 음식을 공유하는 활동적인 모임을 개최해 본다.

함께 실험하고 즐겨 보자! 얼마 지나지 않아, 재미있고, 영양가 있는 움직임을 일상 활동에 접목시키는 것이 자연스러워지면서, '해야 하는 일'이 '하고 싶은 일'로 변해갈 것이다.

해야 하는 일을 하고 싶은 일로 만들기

열두 살 때 1마일*을 뛰는 것이 세상에서 가장 싫은 일이

* 약 1.6km — 옮긴이 주

었다. 진짜 싫었다. 하지만 뛰고 있을 때만 달리기를 싫어한 게 아니라 달리지 않을 때조차도 두려워하기 시작했다. 중학교에서는 매주 금요일마다 시간을 재면서 달리기를 했다. 매월 첫 번째 금요일에는 한 바퀴, 다음 주에는 두 바퀴, 그다음 주에는 세 바퀴를 달려야 했고, 마지막 금요일에는 시간을 재는 1마일 달리기를 해야 했는데, 13분에서 14분이 걸렸다. 달리는 게 너무 힘들어 구토가 나올 것 같았다. 느리다는 사실에 상처도 입었고, 동기들 앞에서 힘들어하는 것을 보이는 것도 싫었다.

내가 8학년이었을 때 달리기를 잘하는 7학년 학생 두 명이 있었다. 그들은 7분에 1마일을 뛸 수 있었다. 그중 한 명인 니콜(나중에 온라인으로 찾아봤는데, 과학 선생님이자 육상 트랙 코치가 되었더군!)이 한번 나와 함께 달렸을 때, 우리는 달리면서 이야기를 나눴다. '뛰는 것이 얼마나 싫은지 계속 생각하지 않는 것이 달리기를 훨씬 쉽게 해준다'는 것을 처음 깨달은 시간이었다. 놀랍게도, 그녀가 나와 함께 달려 주었을 때 단지 짧아진 느낌이 든 것뿐만 아니라 실제로 더 짧아졌다. 달리기 시간이 몇 분이나 줄었던 것이다. 그것은 어떤 마법이었던 걸까?

십대 후반에는 수영 선수였음에도 불구하고, 학교 시절 내내 시간을 재는 달리기를 싫어했다. 대학에서 수학을 전공하던 스무 살쯤 되었을 때 피스니스센터에 등록했다. 오리엔테이션이 끝난 후 직원이 나에게 러닝머신 사용법을 보여 주었다. 나는 워크맨 음악 플레이어를 가지고 있었기 때문에 테이프(테이프라니!)를 넣었고, 뛰기 시작했다. 내가 선택해서 뛰기 시작했고, '내가 원할 때 멈출 수 있으니까 별문제 없다'고 생각했다. 그날 나는 9분 안에 1마일을 달렸다. 믿을 수 없을 정도로 놀라웠다. 내가 선택해서 달리면 더 빠르고 오래 달릴 수 있다는 것을 알게 되었기 때문이다. 나의 분류하는 마음이 '이건 싫어!'라는 범주에서 달리기를 빼내야 했다. 그때부터 내가 '해야 한다'라는 것을 싫어한다는 걸 깨달았고, 이제는 내가 하는 일과 의무를 혼동하지 않도록 주의하고 있다.

내 마음이 움직였을 때, 내 몸도 움직이기 시작했다. 나는 운동학과kinesiology department의 생체역학 전공biomechanics program으로 편입했는데, 그 프로그램에서 달리기의 역학적인 원리와 생리학을 배울 수 있다는 아이디어에 매료되었기 때문이다. 그리고 그해 말에, 나는 내 첫 번째 6분 47초의 마일 기록을 얻었다. 이후 10년 동안 5km, 10km, 하프 마라톤, 철인 3종 경기 등 다양한 경주에 참가하였고, 지난 15년 동안 하루 종일 더 많이 움직이면서 하이킹, 짧은 거리와 긴 거리의 걷기를 즐기며 전반적으로 유연하고 강한 몸을 위해 끊임없이 노력했다.

이것이 나의 움직임에 관한 개인적인 문화를 변화시킨 방법이다.

문화는 집단에서 사람들에 의해 공유되며, 한 세대에서 다음 세대로 전달될 뿐만 아니라, 개인의 태도, 가치, 신념, 행동의 집합이다. 우리는 전반적인 문화 안에 살지만, 가족 문화, 지역 문화, 종교 공동체 문화, 교육 문화 등과 같은 더 작은 하위 문화에 속해 있고, 우리 모두는 개인적인 문화도 가지고 있다. 이러한 문화들은 서로 다르지만 상호 연관되어 있다.

현재, 주류 문화에서는 좌식 생활이 우세하지만, 하위 문화인 우리 개인의 문화는 정적일 수도, 활동적일 수도, 그 사이 어딘가일 수도 있다. 만약 하위 문화가 좌식 생활 문화라면 그것은 주류 문화의 측면을 강화하게 된다. 그렇다면 우리는 어떻게 해야 할까? 나는 좌식 생활이 만연하게 된 이 문화를 바꾸는 것에 당연히 관심이 있지만, 가장 즉각적인 이득은 개인적인 문화를 변화시킴으로써 얻을 수 있다는 것을 알고 있다. 그래서 나는 이러한 개인적인 좌식 생활 문화를 주로 다룬다.

사회가 우리에게 더 많이 움직이도록 장려하거나 심지어 요구한다면 분명히 더 많이 움직이겠지만, 지금까지의 진전에 만족한다. 나의 가장 큰 작업은 나의 개인적인 문화를 변화시키는 데 있었으며, 이는 다이내믹한 가족 문화로 자라났다. 내 아이들은 내가 겪었던 것과 같은 정적인 성장기를 겪지 않았다. 어느 날, 우리 가족은 갑자기 10km 마라톤에 나가기로 결심했다. 우리는 아이들이 처음 몇 km는 즐겁게 뛰고 나머지는 걸을 거라고 생각했지만, 결국 우리는 전체 거리를 뛰었다. 알고 보니, 지금까지 달리기를 즐기지 않았던 열 살 아이는 경쟁과 단체 활동의 흥이 그의 자각을 변화시키는 것을 깨달았고, 10km(6.2마일)를 평균 11분/마일의 속도로 완주했다. 여덟 살 아이는 전체 경주를 평균 14분/마일로 완주했다(P.S. 가족 중 어느 누구도 규칙적으로 달리기를 연습하지는 않았지만, 하루 종일 움직이려는 노력이 달릴 때 필요한 체력을 갖추도록 도운 것 같다).

요점은 달리기 시간이나 달리기 자체에 있는 것은 아니다. 우리 모두가 더 많이 움직이는 데에는 각자의 장애물이 있다(여러분도 몇 가지 떠오르는 것이 있는가?). 장애, 연습 부족, 기술 부족 등 신체적 장애물은 더 많이 움직이지 못하게 한다. 일부 장애물은 비신체적이며 우리가 움직임에 대해 어떻게 생각하고 인식하느냐에 의해 만들어진다. 그러나 신체적인 장애물 또한 우리가 개인적으로나 사회적으로 움직임에 대해 생각하고 인식하는 방식에 의해 만들어지기도 한다.

우리 개인적인 움직임 장애물에도 불구하고, 자각의 변화는 강력하며, 개인적인 변화는 우리 자신을 넘어서 성장할 수 있다. 나는 지금 다이내믹한 가족에 속해 있다. 개인적인 움직임 문화를 성장시키고, 그 이후에 다이내믹한 가족 문화를 만들기 위해 노력했지만, 처음부터 다이내믹한 가족 문화에서 시작하지는 않았다. 그 변화는 중학교 때 누군가 나와 함께 달려 주었을 때 움직임에 대한 생각이 바뀌면서 시작됐다.

신체를 움직이는 것에 있어서 가장 중요한 요소는 아마도 마음일 것이다. 목을 풀어 주는 작은 운동을 할지 말지, 걷기를 할 수 있도록 무릎을 풀어 주는 작은 운동을 할지 말지 마음이 결정한다. 그리고 걸을지 말지도 마음이 결정한다. 움직임 수업에

참여할지, 친구들과 산책하러 갈지도 마음이 결정한다. 지역 커뮤니티에서 축구 경기를 조직할지, 자연 보호지에서 무료로 안내되는 하이킹에 등록할지, 좀 더 활동적으로 출근이나 등교할지도 마음이 결정한다. 여러분의 마음은 무릎이 삐걱거린다는 것을 알아차리며 몸을 움직이기 위한 간단한 운동을 떠올려 준다.

종아리는 다리뼈와 연결되어 있을 뿐만 아니라 가족, 지역사회, 지구와도 연결되어 있다.

모든 것은 연결되어 있다. 종아리 스트레칭(220쪽)은 단지 스트레칭이 아니라 개개인의 좌식 생활을 바꿔 준다. 여러분이 신체 부위들이나 몸 전체를 움직이기로 선택할 때마다, 여러분의 몸이 속한 집단 문화를 약간씩 변화시키고 있는 것이다.

좌식 생활에 대한 문제의 일부로 관성inertia을 언급한 적이 있는데, 관성은 우리가 같은 상태를 계속 유지하려는 경향이다. 우리가 가만히 있으면 그대로 가만히 있는 것이 훨씬 쉽다. 하지만 우리의 상태를 바꾸는 것은 가능하다. 주로 앉아 있던 상태에서 좀 더 활동적인 상태로 바꿀 수 있다. 나쁜 소식은? 변화를 위한 노력은 계속 유지하기 위한 노력과는 다르다. 훨씬 더 어렵다. 좋은 소식은? 일단 그렇게 노력하면 계속 움직이게 된다는 것이다. 관성, 지금 하고 있는 일을 계속하려는 경향은 좌식 생활에 대한 해결책의 일부가 될 수 있다.

우리의 자세positions를 다시 생각하는 것은 우리의 사고방식을 재조정하게 되고, 이는 다시 사고와 자세 변경, 사고와 자세 변경의 순환을 시작한다. 책의 처음에 말하지 못한 것이 있는데, 일련의 자세position는 단지 움직임motion을 설명하는 다른 방법에 불과하다. 그리고 자세를 조정하는 동안 여러분의 자세에 대해 생각하는 것 자체가 사려 깊은 움직임이다. 우리가 이 여정에 더 많은 사람들을 초대할수록, 사려 깊은 인간 중심의 집단은 더욱 전진하기 쉬워지며, 더 많은 사람들이 움직임을 추구하고 성취할 것이다. 바로 그들이 원하기 때문이다.

계속 읽기

이대로 책을 덮기 아쉽다면? 다음으로 《Movement Matters》라는 책을 추천한다. 케이티 보우만의 수상 경력에 빛나는 모음집으로, 개별 신체 부분이 잘 움직이는 것을 넘어서 각각의 개인의 몸이 어떻게 인간 움직임의 대규모 집단의 일부가 되는지를 탐구한다.

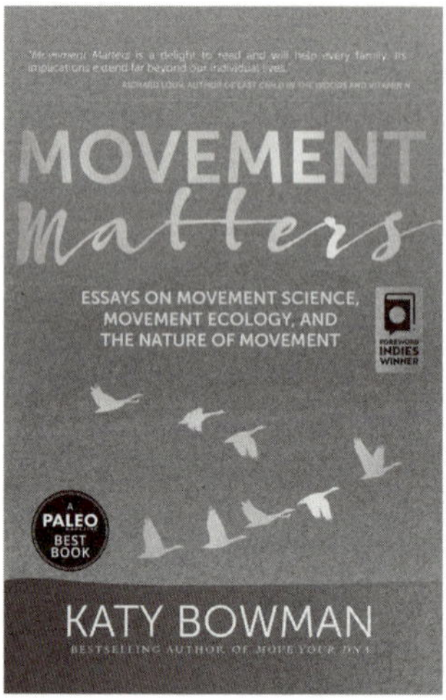

움직임이 그토록 필요한데 좌식 문화는 어떻게 작동할까? (힌트: 움직임의 외주) 좌식 생활 문화는 움직임에 대해 어떻게 생각하며, 움직임에 관한 연구를 할 때 어떤 과학적 질문들을 제기할까?

우리 몸 전체와 신체 부분에 움직임에 대한 필요성이 생물학적으로 내재되어 있다면, 그 필요성은 어떻게 음식, 숙소, 휴식, 자연, 그리고 커뮤니티와 같은 다른 생물학적 필요성에 의해 영향을 받을까?

《Movement Matters》는 무엇보다도 우리의 건강과 지구, 커뮤니티의 건강을 위해 매일 우리의 삶에 움직임을 통합하는 새로운 사고방식을 제안한다. 이 책은 우리 생활의 가장 평범한 부분조차도 기쁨으로 만들고 축하할 가치 있는 것으로 여기게끔 돕는다. 이 책을 통해 매일 우리가 몸 전체를 어떻게 사용하는지에 대해 다시 생각할 수 있을 것이다.

참고 자료

종이를 절약하기 위해서, 그리고 온라인으로 자료 검색이 쉽도록 각 챕터별 참고 자료와 링크를 nutritiousmovement.com/RYP-references에 정리해 두었다.

이미지 출처

이미지는 페이지 번호로 인용되었다.
출처를 밝히지 않은 모든 이미지는 저자가 제공했다.

크리스 에커트Chris Eckert: 31쪽

마히나 홀리Mahina Hawley: 55, 57, 58(2), 59(2), 86, 103, 124, 138*, 139*, 140*, 141*, 225쪽

인타라퐁/셔터스톡Intarapong/Shutterstock: 210쪽

젠 유르겐센Jen Jurgensen: 41, 43, 93, 106, 119, 143, 174, 175, 176, 178, 220, 226쪽

마이크 카펠Michael Kaffel: 258쪽

마크 쿠로다Mark Kuroda: 151쪽

Cecilia Ortiz: 5, 7, 29, 38, 39, 40, 109, 112, 129, 131, 132, 135, 137, 184, 196, 221, 242, 243, 245, 247쪽

안드레이 포포프Andrey Popov: 26쪽

SrdjanPav/iStock: 194쪽

* 이 네 가지 이미지들은 Mahina Hawley 및 그래픽 by ©decade3d/123RF.COM에 의해 합성된 이미지.

인생을 바꾸는
움직임 혁명

웰빙을 위한 운동, 요가, 일상 속 작은 움직임 습관

초판 1쇄 발행 2024년 6월 28일

지은이 케이티 보우만
옮긴이 임상원, 홍정심, 문소영, 이지이
발행인 유성권
편집장 이재선
기획 유지인
마케팅 김호철, 최성규, 김진형, 정명한, 김모란, 노예련, 한태수, 김지현, 김채환, 임예설, 박수경
판형 152 * 224 mm

펴낸곳 범문에듀케이션
주소 서울시 양천구 목동서로 211 범문빌딩 (우 07995)
전화 (02) 2654-5131 **팩스** (02) 2652-1500
홈페이지 www.medicalplus.co.kr
출판등록 2011년 1월 3일 제2011-000001호

ISBN 979-11-5943-450-1 (03510)

아침사과는 (주)범문에듀케이션의 건강 실용서 브랜드입니다.